男性健康百问

12320上海市公共卫生公益电话咨询服务中心 组编

张立强　顾沈兵　主编

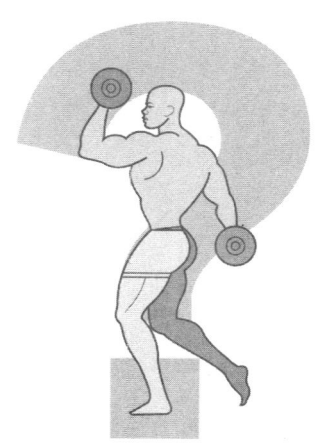

上海文化出版社

图书在版编目（CIP）数据

男性健康百问 / 12320 上海市公共卫生公益电话咨询服务中心组编. —上海：上海文化出版社，2014.2（2016.10重印）
ISBN 978-7-5535-0165-9

Ⅰ.①男… Ⅱ.①1… Ⅲ.①男性—保健—问题解答
Ⅳ.①R161-44

中国版本图书馆 CIP 数据核字（2013）第 208743 号

出版人	王 刚
策划编辑	熊仕华
责任编辑	莫 琪
装帧设计	汤 靖
责任监制	陈 平
插 图	侯珊珊

书 名	男性健康百问
作 者	12320 上海市公共卫生公益电话咨询服务中心　组编 张立强　顾沈兵　主编
出 版	上海世纪出版集团 上海文化出版社
地 址	上海市绍兴路 7 号
邮政编码	200020
网 址	www.cshwh.com
发 行	上海世纪出版股份有限公司发行中心
印 刷	上海天地海设计印刷有限公司
开 本	787×960　1/32
印 张	6
字 数	100 千
版 次	2014 年 2 月第一版　2016 年 10 月第二次印刷
国际书号	ISBN 978-7-5535-0165-9/R.004
定 价	22.80 元

敬告读者　本书如有质量问题请联系印刷厂质量科
电　　话　021-69178575

本书编写人员名单

名誉主任： 胡锦华
主　　编： 张立强　顾沈兵
执行主编： 魏晓敏　吴登龙
编写人员： 万晓东　徐哲懿　周伟东　刘　博　相　俊
　　　　　 王天如　张　磊　许亚丽　董建树
校　　对： 程月华

序

自从一代伟人发出"妇女能顶半边天"的豪言壮语以后,"半边天"也就成了女性的代名词。人类社会是由男性和女性共同组成的,既然女性是"半边天",那么,男性就是"另一个半边天"。

无论是男性还是女性,唯有身心健康,才能支撑起头顶上的那片"天",人类社会才能健康地向前发展。长期以来,男性健康不像女性健康那样受到关注,个人是如此,社会也是如此。究其原因,与传统性别观不无关系:从小到大,"男子汉""大丈夫""男子气概"等说教,耳濡目染;"男子有苦不倾诉""男人有病不去看""男儿有泪不轻弹"等观念,根深蒂固。于是,男性成了坚毅和顽强的象征,男性成了强壮和力量的化身。

其实,男性并非自以为和社会所认为的那样强大,男性不仅平均寿命要比女性短,而且生命质量也通常比女性低。在某些遗传疾病、呼吸系统疾病、心血管系统疾病、消化系统疾病等方面,男性的发病率要比女性高。例如心脏病,男性的发病率是女性的两倍多,说明男性的心脏比女性的更脆弱。又如各种肝病,男性的发病率要明显高于女性,这无疑与餐桌上的应酬多是分不开的。还有发病率很高的前列腺疾病，更是男性所独有的。

或许是因为分工和性别上的原因，男性更愿意在社会和工作中崭露头角。但是，男性不仅多喜欢争强好胜，而且健康意识淡薄、卫生习惯差，再加上不良生活方式，如吸烟、酗酒、生活无规律、经常不吃早餐、喜欢熬夜、久坐不动、不爱交流等，使得有些人在取得事业成功的同时，身体素质却逐渐下降了，导致男科疾病发病率上升。事实上，男科疾病已经成为威胁人类健康的重要疾病之一，从总体上讲，目前男性健康状况不容乐观。

由12320上海市公共卫生公益电话咨询服务中心组织专家编写的《男性健康百问》一书，按年龄分为婴幼儿篇、青春篇、成人篇、生育篇、中年篇和老年篇六个部分，就男性及其家属关心的话题，以一问一答的形式，比较全面地介绍了男性生理、心理、疾病防治、健康生活方式等知识，对帮助"另一个半边天"们认识自己、提高健康意识和掌握保健方法，都具有很重要的指导意义。

关注男性健康，从普及健康知识做起！

上海市人民政府参事　胡新宇

目 录

一、婴幼儿篇

1. 小宝宝阴囊里为什么会摸不到睾丸？ ……… 3
2. 小男孩阴囊为什么会时大时小？ ………… 4
3. 小朋友的尿道口位置应该在哪里？如果不正常又是怎么回事？ ………… 6
4. 宝宝小便时为什么像在吹泡泡糖？ ………… 7
5. 宝宝为何老是发热？ ………… 8
6. 什么是外生殖器畸形？常见于哪些疾病？ ………… 9
7. 什么是两性畸形？ ………… 10
8. 两性畸形需要做哪些检查来诊断？ ………… 12
9. 两性畸形如何治疗？ ………… 13
10. 如何正确护理外生殖器？ ………… 14
11. 什么是包茎？它有哪些危害？ ………… 15
12. 什么情况下包皮过长需要手术？ ………… 16
13. 小朋友的外生殖器看上去比别人小是怎么回事？ … 17
14. 什么是隐匿性阴茎？ ………… 19
15. 肥胖与隐匿性阴茎有啥关系？ ………… 20
16. 患了睾丸鞘膜积液怎么办？ ………… 21
17. 包皮颜色发白怎么办？ ………… 22

18. 小朋友老是尿床是怎么回事? ……………… 23
19. 如何教会孩子认识自己的性别? ……………… 24

二、青春篇

20. 为什么青春期孩子会长痘痘? ……………… 29
21. 青春痘会留瘢痕吗? ……………………………… 30
22. 如何护理好痘痘? ………………………………… 31
23. 青春期做一些奇怪的梦正常吗? ……………… 33
24. 青春期"遗精"正常吗? ……………………… 34
25. 青春期为什么不宜穿着过紧的牛仔裤? …… 35
26. 为何要细心呵护你的隐秘部位? ……………… 36
27. 性冲动是怎么回事? ……………………………… 38
28. 为什么不要过早地介入性生活? ……………… 39
29. 青春期的性心理变化有哪些? ………………… 39
30. 阴茎频繁勃起是怎么回事? …………………… 41
31. 阴茎勃起时弯曲正常吗? ……………………… 42
32. 为什么会晨勃? …………………………………… 43
33. 包皮过长一定要手术吗? ……………………… 44
34. 吸烟对男性生殖健康有什么危害? …………… 45
35. 为什么阴茎勃起时疼痛? ……………………… 47
36. 腮腺炎是否会导致睾丸炎? …………………… 48
37. 得了前列腺炎怎么办? ………………………… 49
38. 男孩子有哪些第二性征? ……………………… 50
39. 男性也会有"生理期"吗? …………………… 50
40. 为什么青春期的男性容易冲动? ……………… 52
41. 如何正确引导男性性取向? …………………… 53

42. 男孩子什么时候进入变声期? …… 54
43. 青壮年也会患前列腺增生吗? …… 56
44. 什么是生理性血尿? …… 57
45. 性传播疾病有哪几种? …… 57

三、成人篇

46. 结婚后还有遗精正常吗? …… 61
47. 阴囊里摸到蚯蚓状的东西是什么? …… 62
48. 性生活多久一次是合适的? …… 63
49. "憋"多久才不算早泄? …… 65
50. 总是在性交过程中"软"下来该怎么办? …… 66
51. 腰痛就是肾虚吗? …… 67
52. 精液会流完吗? …… 68
53. 反复发生的龟头红点是怎么回事? …… 70
54. 龟头及包皮内侧的白色污垢是怎么回事? …… 71
55. 反复包皮裂口是怎么回事? …… 71
56. 包皮过长一定要手术吗? …… 72
57. 睾丸一高一低是怎么回事? …… 74
58. 自觉睾丸疼痛不适但摸着却不痛是怎么回事? …… 75
59. 突发睾丸肿痛是什么病? …… 76
60. 喝酒或吃了辛辣的食物后小肚子胀痛正常吗? …… 77
61. 为什么久坐后会觉得会阴部不适? …… 78
62. 排便时尿道口有黏液滴出需要治疗吗? …… 79
63. 前列腺炎能"除根"吗? …… 80
64. 阴毛处反复瘙痒是病吗? …… 82
65. 怎样才是规律、和谐的性生活? …… 83

66. 阴囊肿大怎么办?	85
67. 附睾为什么会发炎?	86
68. 手术延长阴茎可取吗?	87
69. 阴茎背神经阻断术真的是万能的吗?	88

四、生育篇

70. 生育前应该做哪些准备?	91
71. 哪些情况下要去做专业的育前检查?	92
72. 精液不液化有危害吗?	94
73. 精液常规报告怎么看?	95
74. 无精子怎么办?	97
75. 人工授精怎么做?	98
76. 哪些情况下需要做试管婴儿?	100
77. 什么是第二代试管婴儿?	101
78. 反复流产都是女方的问题吗?	102
79. 精索静脉曲张会引起不育吗?	104
80. 精索静脉曲张需要手术吗?	105
81. 为什么夫妻双方都正常却几年怀不上孩子?	105
82. 妻子怀孕了还能不能过性生活?	107
83. 常见的"性生活意外"有哪些? 该如何处理?	108
84. 男性节育手术怎么做?	110
85. 睡姿也会引起不育?	111
86. 前列腺炎会引起不育吗?	112
87. 什么是男性不育症?	114
88. 性生活前饮酒会影响精子活力吗?	115
89. 如何做好父亲的角色?	116

90. 男性最佳生育年龄是什么时候？ ……… 118
91. 男性影响婚育的疾病有哪些？ ……… 119
92. 男性也会得乳腺疾病吗？ ……… 121

五、中年篇

93. 为什么男性也会出现"更年期"？ ……… 125
94. 如何判断是否已进入更年期？ ……… 126
95. 男性会出现哪些更年期症状？ ……… 127
96. 是否所有更年期男性都会出现症状？ ……… 129
97. 什么是骨质疏松？为什么会出现？ ……… 130
98. 得了骨质疏松该怎么办？ ……… 132
99. 头发越来越少正常吗？ ……… 133
100. 如何预防"秃顶"？ ……… 134
101. 为何经常腰腿痛？ ……… 136
102. 50岁以后性欲减退该怎么办？ ……… 137
103. 更年期如何应对"阳痿""早泄"？ ……… 139
104. 人到中年为何显出"福态"？ ……… 140
105. 精液量减少、不射精是怎么回事？ ……… 142
106. 夫妻性生活时间越来越短是怎么回事？ ……… 143
107. 为什么不要盲目服用"伟哥"？ ……… 144
108. 泌尿外科医生为啥总劝人多喝水？ ……… 145
109. 怎样理解喝水是一门学问？ ……… 146
110. 反复发作前列腺炎怎么办？ ……… 148
111. 性生活后疲劳如何恢复？ ……… 149
112. 哪七个要素在危害前列腺？ ……… 151
113. 为何要让阴囊透透气？ ……… 152

114. 如何预防尿路感染？	154
115. 难治性高血压为何需警惕嗜铬细胞瘤？	155
116. 反复血尿要警惕什么？	156
117. 男性如何预防肾脏疾病？	157

六、老年篇

118. 为什么会"前列腺肥大"？	161
119. 老年男性晚上小便会越来越多是怎么回事？	162
120. 年纪大了为什么小便速度会变慢？	163
121. 排尿中断提示什么疾病？	164
122. 如何能早期发现前列腺癌？	166
123. 憋尿有哪些危害？	167
124. 引起夜尿增多的原因有哪些？	168
125. 为什么阴囊皮肤颜色变了？	169
126. 尿频、尿急、尿痛怎么办？	170
127. 憋小便会憋出小肠气吗？	171
128. 尿路通畅有什么意义？	172
129. 如何应对残余小便？	173
130. 控制不住小便怎么办？	174
131. 小便分叉了怎么办？	175
132. 年纪大了为什么胡子会变少？	176
133. 老年人可以有性生活吗？	178
134. 老年人适合哪些运动？	179

一、婴幼儿篇

男性健康百问

1. 小宝宝阴囊里为什么会摸不到睾丸？

有些家长在给孩子洗澡时，发现阴囊空虚或者只有一个睾丸，这个时候我们就要考虑隐睾。隐睾是指出生后单侧或双侧睾丸未降至阴囊，而停留在其正常下降过程中的任何一处。最常见停留的地方在腹股沟区，可在该处触及肿块，压迫有酸胀感。

隐睾究竟有什么影响呢？睾丸对温度要求很高，最佳温度为35℃左右，温度过高、过低均会影响睾丸的生精功能。正常睾丸生存于阴囊中，阴囊对于睾丸的环境起着重要的调控作用。当温度过低时，阴囊皮肤收缩、阻止热量的流失；而当过热时，阴囊皮肤就会松弛、散热。位于阴囊之外的睾丸生存温度无法得到保障，功能会受到影响。而且当温度过高时，睾丸还可能发生癌变。

目前对于隐睾的治疗根据年龄划分：隐睾患者在1岁

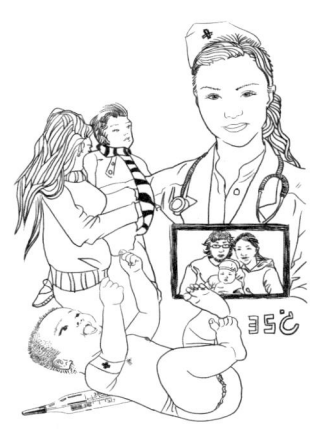

以内，睾丸有可能自行下降进入阴囊，在这个时期可采用内分泌治疗；对于10个月的小儿可采用促黄体生成激素释放激素（LHRH）制剂，若仍然不降可用绒毛膜促性腺激素（HCG）。若2岁仍未下降，则要采取手术治疗，施行睾丸下降固定术。对于青春期隐睾患者，则一经发现宜及时施行睾丸下降固定术，如果术中发现睾丸已萎缩或不能下降引入阴囊，必要时可施行睾丸切除术。

对于单侧隐睾是否也要手术治疗呢？单侧隐睾患者由于有一个睾丸位于阴囊内，过去认为这个已定居于阴囊内的睾丸生精功能是正常的，因而不会影响生育能力。但最近的研究发现，单侧隐睾患者，已下降的睾丸也未必发育正常。有统计显示，单侧隐睾患者只有40%的人精子发育正常，而其余的60%都有问题，要么精子数目少、存活率低，要么精子畸形率偏高。另外，未下降的睾丸也有可能在高温的环境下而发生恶变。因此，单侧隐睾患者也要及时给予治疗，即便没有影响到生育，为了预防睾丸癌的发生，也要及早手术治疗。

2. 小男孩阴囊为什么会时大时小？

很多家长在给宝宝洗澡时，会发现小男孩的阴囊时大时小，躺着的时候大小基本正常，而站着或者坐着的时候阴囊却会"自己变大"，作为家长往往十分紧张，以为宝宝得了什么病。其实，这是婴幼儿常见的疾病——交通性鞘膜积液。

交通性鞘膜积液，又叫先天性鞘膜积液，是由于精索

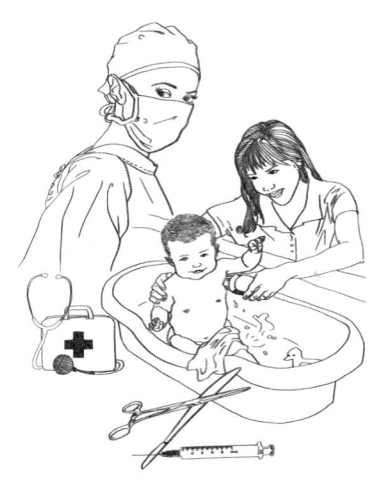

部位鞘突在出生后仍未闭合,造成腹腔内液体与鞘膜囊内液体相通,鞘膜积液时多时少。如果鞘突与腹膜腔相通的孔道较多,即可形成先天性腹股沟疝。交通性鞘膜积液在反复挤压后肿块会有所缩小,并可伴发斜疝。

交通性鞘膜积液早期症状为囊肿或大或小,随着病程延长,常见囊肿逐渐增大,并不见缩小,后期增大主要是囊壁渗出所致。如囊肿继发感染,可有局部肿痛。交通性鞘膜积液和先天性腹股沟斜疝的形成,两者的解剖结构是一样的,都是源自鞘膜的鞘状突没有闭合,只是由于疝囊内容物不同而诊断各异。患者站立时如见包块沿腹股沟管迅速突出,有时可见肠形或有肠鸣,则是疝。检查时其中可触及肠管,外环处精索粗大。

先天性鞘膜积液的治疗以手术为主。手术的目的是在内环处将疝颈做高位结扎，阻断腹水向下流入睾丸鞘膜，对疝囊可不处理。精索鞘膜积液的话可将积液的包囊完整剥除。如剥除困难，亦可剪开囊壁，做翻转缝合术。睾丸鞘膜积液的有效手术方法是鞘膜切除翻转缝合术。

3．小朋友的尿道口位置应该在哪里？如果不正常又是怎么回事？

男性小朋友正常排尿时，尿道口位于阴茎头部，但有极少部分刚出生的婴幼儿，出生后尿道口出现在正常尿道口近端至会阴之间，我们称为尿道下裂。其主要表现为：异位尿道口、阴茎下弯及包皮异常分布，有时还伴有隐睾、鞘膜积液等。根据尿道口位置分为四型：①阴茎头、冠状沟型；②阴茎体型；③阴茎阴囊型；④会阴型。尿道下裂的原因尚不明确，因此，目前尚无明确预防的方法及药物。孕妇在围产期进行科学、规律的围产期保健和产前检查，有助于该疾病的早期发现。

目前对于尿道下裂的治疗依靠手术，但手术方式较多。手术方式根据有无合并阴茎下弯进行选择。手术治愈标准是：尿道口位于阴茎头正位，阴茎下弯完全矫正，阴茎外观接近正常，能站立排尿，成年后能进行正常性生活。手术最佳年龄在6～18个月，以解除家长及患儿的精神压力。

尿道下裂的手术预后较好，并发症包括出血、尿道口狭窄、尿道皮肤瘘、尿道狭窄、修复失败等，均可通过再次手术而取得较好的疗效。一般再次手术须在6个月以后。因此，父母需要做好患儿多次手术的心理准备，并不是一次就能解决问题。

父母通过观察婴幼儿的排尿即可明确是否有尿道畸形的存在。在发现患儿存在尿道异常时,还需进一步观察患儿的外生殖器及睾丸是否有异常,以防两性畸形的可能。

4. 宝宝小便时为什么像在吹泡泡糖?

很多家长在帮助男宝宝小便时会发现一种奇怪的现象,宝宝小便的时候外生殖器头上突然鼓了起来,像一个"泡泡",这是为什么呢?其实是一种婴幼儿常见的情况——包茎。包茎导致包皮口狭小,排尿不畅,因此才出现了犹如"吹泡泡糖"般的情况。

包茎指包皮口狭小,不能上翻露出阴茎头。包皮内板与阴茎头表面轻度的上皮粘连被吸收,包皮退缩,阴茎头外露。若粘连未被吸收,就形成了先天性包茎。后天性包茎多继发于阴茎头包皮炎症,使包皮口形成瘢痕性挛缩。若包茎严重,可引起排尿困难甚至尿潴留。包皮垢积累时,可有阴茎头刺痒感。长期慢性刺激,可诱发感染与癌变、白斑病及结石。

包茎是一种先天畸形,初生儿差不多都有包茎或包皮过长,等到七八岁时包皮开始逐渐翻上去,一部分翻不上去者便形成包茎。包皮的皮很薄,皮下无脂肪组织而含有平滑肌层。包皮内与龟头之间有许多变形的小皮脂腺,名曰 Tyson 氏腺,可分泌极臭的液体,与尿中之沉积物结合,成为尿垢或称包皮垢。

婴幼儿期的先天性包茎,可将包皮反复试行上翻,以便扩大包皮口。手法要轻柔,不可过分急于把包皮退缩上去。当阴茎头露出后,清洁包皮垢,涂抗生素药膏或液状石蜡使其润滑,然后将包皮复原,否则会造成嵌顿包茎。大部分小儿经此种方法治疗,随年龄增长均可治愈,只有少数需做包皮环切术。

5. 宝宝为何老是发热?

有些新生儿总是发高热,查不到明确的原因。作为家长十分紧张,这个时候需要警惕"先天性肾积水"的可能。

泌尿系统自肾脏开始直到尿道口,为一连续的管道系统。尿液的排出有赖于尿路管道的通畅和正常的排尿功能。尿路任何部位的管道狭窄、阻塞或神经肌肉的功能紊乱,尿液通过都可出现障碍,造成尿流梗阻。梗阻以上部位因

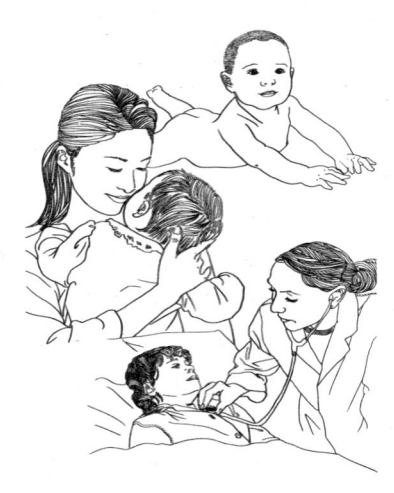

尿液排出不畅而压力逐渐增高，管腔扩大，**最终导致肾脏积水、扩张，肾实质变薄，肾功能减退。若双侧梗阻，则出现尿毒症，后果严重。**

导致尿流梗阻的原因很多，先天性肾积水见于以下这些疾病：肾输尿管连接部狭窄、尿道瓣膜、马蹄肾等。也可以是尿路神经肌肉障碍，如巨输尿管症。

梗阻又分急性和慢性，急性梗阻使肾脏在短时间内功能完全丧失，而肾积水不很明显；慢性梗阻可使肾脏积水超过 1000 毫升。

先天性肾积水一旦并发感染，若梗阻不及时解除，感染难以治愈，感染又加速肾脏的破坏，形成恶性循环，甚至形成脓肾、肾功能衰竭。

因此，婴幼儿患者应尽早处理，青壮年患者可适当观察，如有发展宜早期考虑手术治疗，以保留健全的肾功能。

6．什么是外生殖器畸形？常见于哪些疾病？

外生殖器畸形主要是因为先天性发育异常导致的外生殖器外观及功能异常。外生殖器畸形种类较多，以男性较多见，其中最常见的包括：

（1）先天性小阴茎　新生儿表现为小阴茎多在 1 厘米以下，成年患者则表现为睾丸、阴囊及前列腺发育不全，阴茎勃起无力或不能勃起，绝大部分人不能性交。第二性征不发育，如无胡须、腋毛，阴毛稀少，无喉结，部分患者有乳房增生。严重的小阴茎可出现排尿困难。

（2）鞘膜积液　正常睾丸鞘膜囊内有少量浆液存在，**性**

质与腹腔内浆液相似,有滑润作用,能使睾丸在其中自由滑动。当鞘膜的分泌、吸收功能失衡时,则形成各种不同类型的鞘膜积液。如长期积液,会影响睾丸生精功能,导致不育。

(3) 阴茎硬结症 患者因阴茎有硬结、疼痛、痛性勃起及勃起时阴茎向患侧弯曲而就诊,可影响性生活。触诊硬结界限清晰,呈椭圆形或条索状,位置常在背侧中线根部处,少数亦可位于远端或侧方。有的患者有排尿不畅感。

(4) 尿道下裂 尿道下裂是男性下尿路及外生殖器常见的先天性畸形,指前尿道发育不全而导致尿道开口达不到正常位置。尿道下裂可使得阴茎产生两方面的畸形:一是阴茎腹侧屈曲,不能伸直;二是包皮在阴茎背部堆积过多,而阴茎腹侧面则嫌不足。

外生殖器畸形一定要尽早治疗,不能因为"羞"于向外人提及外生殖器而延误治疗时机,导致更严重的后果。

7. 什么是两性畸形?

两性畸形是在胚胎发育期间分化异常所致的性别畸形,指一个个体的性器官有着男女两性的表现,一般根据性染色体、染色质、性腺及外生殖器的不一致,可分为男性假两性畸形、女性假两性畸形和真两性畸形。若同一个体内既有睾丸又有卵巢,其外生殖器与第二性征介于两性之间,称为真两性畸形。若性腺与外生殖器不相一致,称假两性畸形。如外生殖器类似女性而内生殖器为睾丸者,称为男性假两性畸形。外生殖器类似男性,内生殖器为卵巢者,称为女性假两性畸形。

两性畸形的发病机制主要包括:

(1) **性染色体二畸变** 在胚胎发育过程中,性器官分化成男或女,其决定因素最初是由遗传因素所控制,如新生个体的染色体组型为46XX,即发育成女;染色体组型为46XY,则发育成男。因为Y染色体上具有决定原始生殖腺分化成睾丸的遗传基因,而X染色体上则缺乏此种基因;如性染色体的数目和结构发生畸变,则必然会导致性分化发生紊乱。

(2) **胚胎期雄激素分泌异常** 原始生殖腺在遗传因素控制下向睾丸方向分化时,其皮质退化,但髓质发育良好,因而间质细胞和肾上腺皮质都产生相当量的雄激素。由于雄性激素的作用,促使原始生殖管道和外生殖器原基向着

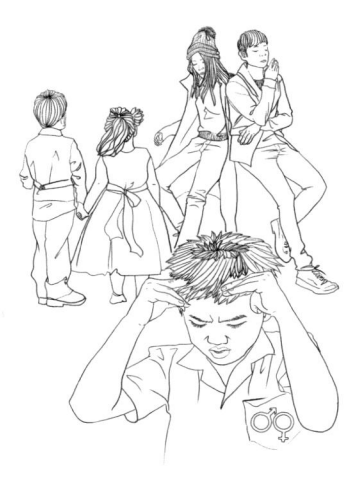

男性方向分化。肾上腺皮质产生雄激素不多,生殖管和外生殖器原基向女性方向分化。当遗传性别为男性,由于某些原因而致雄激素不足;或遗传性别为女性,由于雄激素过多,都会引起生殖管道和外生殖器原基的分化紊乱。

（3）其他因素　胚胎原始生殖细胞数的减少也能使遗传女性男性化。原始生殖细胞数目减少可引起原始生殖腺皮质发育受阻,深层的髓质形成睾丸成分,其间质细胞则产生雄激素,使原始生殖管道和外生殖器原基向男性方向分化。

8．两性畸形需要做哪些检查来诊断?

两性畸形是在胚胎发育期间分化异常所致的性别畸形,指一个个体的性器官有着男女两性的表现,一般根据性染色体、染色质、性腺及外生殖器的不一致,可分为男性假两性畸形、女性假两性畸形和真两性畸形。

两性畸形的诊断主要包括:

（1）病史　详细询问家族中有无类似患者,母亲在受孕期间有无服用男性激素的病史。

（2）症状与体征　观察患者的外貌特征、体格发育及第二性征的发育;了解患者的月经情况,详细地进行外生殖器检查。

（3）实验室检查　性染色质检查和染色体组型分析;测定血浆睾酮、5-α二氢睾酮、血清雌二醇、孕酮、黄体生成素、24小时尿17-酮类固醇、孕三醇及H-Y抗原血清学检查。

（4）X线检查　腕部X线摄片、尿生殖窦造影、腹膜后充气造影、CT检查肾上腺大小等,进一步明确具体畸形状况以及发病病因,以指导下一步治疗。

9．两性畸形如何治疗？

两性畸形是一种胚胎发育分化异常所致的**性别畸形**,一般均因"外生殖器外观异常"就诊,如不尽早治疗,对父母及患儿都将带来极大的心理影响。

两性畸形治疗最重要的是确定性别,年龄越早越好,一般2～3岁为宜;性别确定尤为关键,需要结合社会性别、心理性别、生理性性别,家长及患者本人的意愿,外生殖器、生殖道、性腺优势综合决定,不能一味地根据生理性性别(即染色体)来决定性别。同时,患者在社会上长期扮演的性别角色的连贯性,个人心理对性别角色的认同,以及父母、患者本人的意愿同样重要。只有综合各个因素的影响,才能做出最合适的决定。父母千万不能将自己个人意愿强加患儿身上,比如部分父母有传统的传宗接代的想法,一定要求男孩,这将不利于孩子将来健康地成长。

两性畸形药物治疗主要以口服激素为主;外科治疗主要是外生殖器整形及性腺的处理,包括阴茎成形、阴茎矫治、尿道成形、阴道成形、尿道下裂修复、阴蒂阴唇成形及尿道外口增宽等,手术方式非常广泛。具体要根据患者外生殖器、生殖道及性腺的异常制定适宜的手术方式。

两性畸形并不可怕,早治疗对治疗效果及患者生活质量有重要的意义。同时,父母要在确定性别后,帮助孩子树立正确的性别角色观念。

10. 如何正确护理外生殖器?

外生殖器不仅起着排泄尿液的作用,还是夫妻性生活及生殖器官,因而照顾好外生殖器很有必要。

(1) 保持外生殖器清洁干燥。男性生殖器官是整个裸露在外面的,应该每天用温水清洗一下阴毛、包皮和阴茎。包皮过长者需将包皮翻开,将龟头充分暴露出来直至冠状沟部位,将包皮垢彻底清除。男性患者需注意由于包皮内板比外板薄,对化学清洁剂比较敏感,假如用香皂、沐浴露来清洗,又没有将泡沫冲洗干净,有很多人则会出现包皮龟头过敏反应,感觉不适。因此,在清洗包皮龟头时,只需天天用清水冲洗一次就可以了。

(2) 不要穿紧身牛仔裤,保持会阴部通气、凉爽。紧身

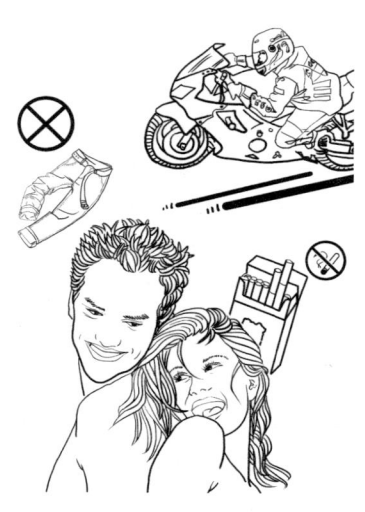

牛仔裤不但压迫男性生殖器官,影响睾丸正常发育,还因不透气、不散热,而不利于精子的生存。

(3) 不要久骑赛车。赛车车把的高度低于车座,重心前倾,腰弯曲度增加,会阴部的睾丸、前列腺紧贴在坐垫上,受到长时间挤压后会缺血、水肿、发炎,影响精子的生成,以及前列腺液和精液的正常分泌而致不育。

(4) 保持良好饮食习惯。忌辛辣食物、烟及酒。辛辣食物、烟及酒均可引起前列腺的血液循环异常,引起前列腺充血,严重时导致前列腺炎。

11. 什么是包茎?它有哪些危害?

包茎是指包皮口狭小,无法上翻露出阴茎头部。它分为先天性及后天性,先天性包茎是因为发育过程中,包皮内板与阴茎头部粘连未被吸收,导致包茎的发生;后天性包茎多继发于阴茎头包皮炎症,使包皮口形成瘢痕性挛缩。

包茎的危害非常大:①包皮内有丰富的皮脂腺,分泌物积聚于包皮内形成包皮垢,给细菌生长提供了良好的环境,可反复引起阴茎头及包皮炎症。炎症进一步扩散可引起尿道口炎症,易导致尿道口狭窄继而引起排尿困难;也可引起尿路炎症,导致尿频、尿急、尿痛等尿路刺激症状;还可通过尿道逆行感染引起生殖道炎症,如附睾炎等。更为重要的是,男性反复的炎症往往会影响性伴侣,引起伴侣宫颈炎、宫颈糜烂等。②包茎会影响阴茎的生长发育,阴茎头部被包皮紧紧包裹,像盖了层被子一样无法得到外界有效的刺激,导致阴茎头部明显发育受限。而且包茎容

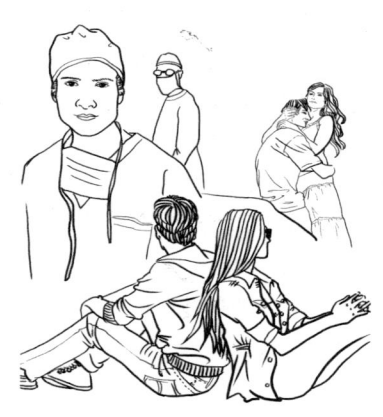

易发生嵌顿,包皮紧紧卡在冠状沟处,如不及时处理,龟头会因血流不畅而坏死。③包茎有诱发阴茎癌的可能,原因与卫生状况及反复炎症刺激有关。而且目前有证据表明,包茎患者性生活后会把包皮垢带入性伴侣阴道,刺激子宫,**诱发子宫颈癌**。

包茎患者治疗采用包皮环切术,手术简单,效果好。对于小儿可扩大包皮口,将包皮反复上翻并复位。包皮嵌顿患者需紧急手法复位,必要时行包皮背侧切口。

12. 什么情况下包皮过长需要手术?

可能大家都听说过"割礼"。男性割礼即切除全部或部分阴茎包皮。古代埃及男童一般在 6~12 岁接受割礼,犹太人则是在出生后第八天接受割礼。然而,是不是所有的包皮过长都需要手术呢?答案是否定的。那么,包皮过长哪些情况需要手术呢？这要根据每个人不同的身体条件来判断的：

(1) 先天性包茎　包皮开口狭窄，小便时包皮会像吹气球一样先鼓起来，等尿液流出来后再慢慢消下去。小便后还会滴出一些尿液弄脏内裤，情况严重时，可能因为尿液的逆流而影响肾脏的功能。

(2) 后天性包茎　因包皮太长或太紧，不太容易清洁，所以可能引起发炎，导致包皮开口粘连而变得狭窄，使龟头无法露出，还有疼痛和不舒服的感觉。尤其是在勃起之后，感觉更为明显。

(3) 包皮太紧　父母怕孩子疼痛，不敢加以清洗，以致包皮下积存有大量的包皮垢。

(4) 包皮龟头炎　如果很难治疗或无法给予足够的照顾时，建议施行包皮环切术。

(5) 嵌顿包茎　包皮向后可退到冠状沟，露出龟头，但是对阴茎形成了束缚，因无法复位而阻碍到淋巴液和静脉的回流。如未能及时复位，可能导致远端阴茎和包皮浮肿充血。

13. 小朋友的外生殖器看上去比别人小是怎么回事？

有部分父母在给孩子洗澡时，发现小孩子的外生殖器看上去比别人小，便来医院就诊。但也有不少父母发现这种情况，认为可能是发育的个体差异而贻误治疗。小孩子外生殖器比别人小，最常见于以下两种情况：

(1) 隐匿性阴茎　指阴茎体缩藏于体内，凸出外面的

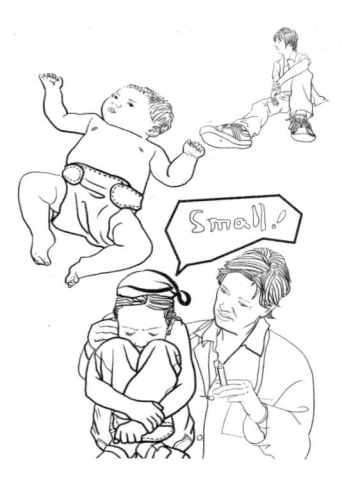

只有尖尖的小包皮。如果用手将阴茎皮肤向内挤压,阴茎体就会显露出来,但手稍一放开,阴茎体又回缩了。隐匿性阴茎如果不做手术,任其长此隐匿,不能外伸,阴茎体发育就会受到限制。因此,隐匿阴茎一定要在一定年龄内(3～5 岁)给予矫治。

(2) 先天性小阴茎 新生儿主要表现为小阴茎多在 1 厘米以下;成人患者则表现为睾丸、阴囊及前列腺发育不全,阴茎勃起无力或不能勃起,绝大部分不能性交;第二性征不发育,如无胡须、腋毛及阴毛稀少,无喉结,部分患者有乳房增生;严重的小阴茎可出现排尿困难。出现排尿困难的严重患者,必须及早进行尿道整形术解决必要的排尿问题。此外,可采用各种疗法对先天性小阴茎进行矫正,主要的方法是内分泌治疗法。由于年龄越小激素的作用越大，所以治疗效果也会越好，但长期大量使用雄性激素也可能使患者早熟以及骨骺早期愈合，所以最重要的是合理而适时地使用药物，并且要定期检查。另外，可行手术治疗，如果已确定婴儿是男性，则可采用阴茎延长整形术来改变阴茎长度，但需要慎重选择。

14．什么是隐匿性阴茎？

隐匿阴茎是指阴茎体缩藏于体内，凸出外面的只有尖尖的小包皮。如果用手将阴茎皮肤向内挤压，阴茎体就会显露出来，但手稍一放开，阴茎体又回缩了。婴幼儿刚出生后，阴茎包皮覆盖阴茎头部，到了3～4岁时，大部分儿童的包皮能自行上翻，阴茎头外露。如果此时包皮仍完全覆盖阴茎头部或不能上翻，则称为包皮过长或包茎。隐匿阴茎在外观上与包皮过长相似，但隐匿性阴茎的外层皮肤不是过长，而是太短，且阴茎体也短小，这是与包皮过长的本质区别，后者阴茎是正常的。因此，在包皮过长的患儿当中，我们需警惕隐匿阴茎。

隐匿阴茎的发病病因主要包括：①阴茎皮肤发育不良、过短；②包皮腔过小；③阴茎皮肤没有包着阴茎海绵体，导致阴茎海绵体无支撑而回缩体内。

隐匿性阴茎如果不做手术，任其长期隐匿，不能外伸，阴茎体发育就会受到限制。因此，隐匿阴茎一定要在一定年龄内（3～5岁）给予矫治。

手术是目前治疗隐匿阴茎的唯一方法。可以做阴茎矫正术，将阴茎松解成形，海绵体根部固定。术后要注意：3

个月内,尽量避免走路、骑车、**性刺激**等,不要憋尿,避免由于阴茎反复勃起影响伤口的**愈合**;术后部分患者包皮局部会有不适感,应禁止抓搔,大小便后均应擦洗干净,防止局部感染;术后2~3个月内睡前可适当服镇静剂,可以短期口服雌激素,以免阴茎勃起引起疼痛和出血。

15. 肥胖与隐匿性阴茎有啥关系?

有些家长每次帮儿子洗澡,心里就很担心:儿子全身胖嘟嘟的,阴茎却很小,只有2厘米左右,会不会有啥问题?

一般地说,孩子的阴茎应该和体型、身高成比例,2厘米的阴茎肯定是不正常的,因为体型肥胖极可能患隐匿性阴茎。

隐匿性阴茎,就是正常的阴茎被埋藏于皮下或皮下脂肪之中,因而从外表看来阴茎非常短小。有些患儿长到5~6岁,阴茎仍未见明显增大,看上去像一个突起的小丘,其上为柔软的皮管,前端开口细如针孔,虽然排尿还算正常,但排尿时则皮管增大。

发生的原因通常有两种:①由于小儿过于肥胖,阴茎埋藏在脂肪层内,外露的部分较小。这种隐匿性阴茎在小儿出生时尚属正常,但在生长过程中进食过多,运动量较少,一旦脂肪积累,阴茎就渐渐隐埋皮下。对于这种情况,只要在青春期发育时适当控制饮食、加强运动而减肥后,情况就会好转,所以不需要治疗。②由于阴茎在发育时,腹部皮肤没有紧贴阴茎向前延伸,而是直接连接到阴茎头的冠状沟部,这时只是见到露在皮肤外的阴茎头或一些包皮皱褶,故有人形象地把它比喻为时装中的蝙蝠袖,而阴茎体被埋于皮下。这种情况需要做手术，把阴茎游离出来，将皮肤紧包在阴茎上，使之形成一个圆柱状的阴茎，这样，原来发育正常的阴茎就会还其真面目了。

16. 患了睾丸鞘膜积液怎么办？

父母在给小宝宝洗澡时，有时候会发现阴囊里有个包块，睾丸触摸不清，这时候就要考虑睾丸鞘膜积液的可能。婴幼儿睾丸鞘膜积液是由于腹鞘膜突在出生前后未能闭合而形成的一个鞘膜腔，它导致液体的积聚、扩张而形成梨形的腔囊。部分先天性鞘膜积液患者因鞘膜腔与腹膜腔有相通的管道而形成交通性鞘膜积液，表现为液体能随体位的改变从鞘膜腔来回流动，临床常出现阴囊时大时小的变化。

鞘膜积液主要表现为阴囊或精索部位囊性肿物，一般无不适感，大小可有很大差异，多数为卵圆形。先天性鞘膜积液患儿在平卧时，挤压积液，可以使之逐渐缩小甚至完全消失。鞘膜积液多数为单侧性。

长期鞘膜积液会压迫睾丸，影响血液循环，继而影响生精功能。而且，睾丸长期浸泡在鞘膜积液中，在压力下造成代偿性增大，会影响正常发育。同时，**鞘膜积液患儿还容易继发结核、睾丸炎等疾病。**

初生婴儿睾丸鞘膜积液常在2岁前自行消失，故不急于进行治疗。若2岁后尚不消失，则行穿刺抽液。多数患儿经抽吸后，不再复发。如果上述方案不能治愈，就要采取进一步手术治疗。

17. 包皮颜色发白怎么办？

萎缩性硬化性苔藓是一种临床上比较少见的皮肤病，不仅危害大，而且常常被大家忽视。它可引起尿道狭窄，严重时引起排尿梗阻。其特征性损害是无痛性萎缩性色素减退性斑片，逐渐侵及尿道口周围的龟头表面。萎缩性硬化性苔藓在儿童好发部位以包皮为主，包皮上出现白色硬化性瘢痕，并逐渐形成继发性包茎，往往伴有龟头的慢性硬化和萎缩。临床医生对儿童萎缩性硬化性苔藓往往认识不足，在病理确诊前多数诊断为包茎、龟头炎或隐匿阴茎。实际上儿童萎缩性硬化性苔藓的临床过程更趋于严重化，确诊时80%已处于中晚期，甚至有高达93%的儿童出现继发性包茎，27%的患者因累及尿道口而需要做尿道外口切开术或尿道口成形术，22%的患者因累及前尿道而要做更复杂的尿道成形术。因此，对以前无包茎的儿童，一旦发现包茎或包皮粘连，就要确定有无萎缩性硬化性苔藓的可能。

萎缩性硬化性苔藓治疗主要包括糖皮质激素、钙调神经磷酸酶抑制剂、激光、光动力以及必要的外科手术，外科手术包括对包茎患者及时进行包皮环切术，以及对萎缩性硬化性苔藓引起的尿道狭窄的治疗。

由于萎缩性硬化性苔藓临床少见，常常难于确诊，且极容易被大家忽略。因此，当我们发现龟头或包皮上出现异常色素减退斑片或者包皮无法上翻时，一定要及时就诊，让包皮不再因翻不上去而困惑，切勿因"害羞"而延误就诊时机。

18．小朋友老是尿床是怎么回事？

刚出生的婴儿因为中枢神经发育不完善，因此无法控制排尿，但随着生长发育，1岁左右白天逐渐能自行排尿，1.5～2岁左右夜间也能控制排尿，大多数孩子3岁后夜间不再遗尿。我们把3岁以上的小儿入睡后还不能控制排尿，从而不自觉地尿床称为遗尿症，需要进一步治疗。

小孩尿床受影响因素较多，除了器质性病变，如先天性尿路畸形、膀胱功能障碍等外，环境因素也是非常重要的，如突然换新环境或如寒冷等气候变化。此外，孩子入睡前饮水过多；吃了西瓜等含水量多又有利尿作用的水果；父母在孩子夜间有便意时，没有及时把尿等，都会造成孩子尿床。

尿床的危害非常大，是危害儿童健康的重要杀手，直接导致儿童缺乏自信心、处事能力差、恐惧集体生活，许

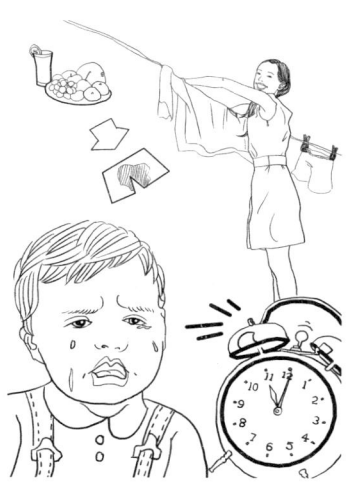

多患者甚至出现偏执、胆怯等心理障碍。尿床对孩子最大的危害在性格方面，而不健康的性格会影响他一生。尿床儿童的智商比正常儿童低17%～23%，身高矮2～5厘米。因此儿童尿床必须及时治疗。

尿床的治疗首先是去除病因，如先天性尿路畸形必须先治疗尿路畸形，尿床方能好转。其次需要养成良好的生活习惯。

(1) 孩子睡前不要喝水、喝饮料或吃水果。

(2) 定时叫醒孩子。晚上临睡前妈妈把闹钟拨到11点，放在孩子的耳朵边上。为什么闹钟要拨到11点呢？因为绝大多数尿床的孩子首次尿床时间是在入睡后的最初3小时以内。所以，家长要提前1小时(11点)唤醒孩子。在闹钟响了以后，家长不仅要叫醒孩子，而且一定要使孩子醒透，因为孩子晚上醒得不"透"，往往小便就会尿不干净，后半夜就容易尿床。

(3) 在孩子入睡前，一定要求孩子上厕所小便。家长不要在床边放痰盂，让孩子把小便尿在痰盂里。因为上厕所小便可以使孩子建立"到厕所去小便"的条件反射。小便完以后，要求孩子用力屏一下，目的在于比较彻底地排空小便。

19. 如何教会孩子认识自己的性别？

日常生活中经常有些父母想要个男孩，但生出来是个女孩，因此，把女孩当男孩养。这种做法其实不可取，会影响孩子的性别认同，引起孩子的性心理的倒错，从而对男孩子的性别产生了莫名的崇拜。

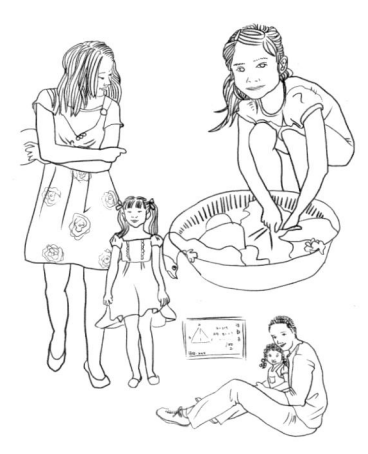

性别意识是孩子自我意识发展的一个重要部分。婴幼儿对生理上的性别认识一般容易掌握，能够明确地知道自己是男孩或女孩。但是，随着孩子的成长，婴幼儿还需要在心理上理解性别的概念，理解自己在社会行为中扮演相应的性别角色，这就是性别和性别角色认同。

父母是孩子人生第一个老师、第一个榜样，甚至是第一个模仿对象。因此，父母在引导孩子性别认识方面起着至关重要的重要。

（1）让孩子识别不同性别　在生活中，孩子往往首先会从妈妈和爸爸的穿着、头发、喉结等身体各个方面的视觉接触中认识到性别的差异。家长自己身上所体现出的性别特征差异容易被孩子识别，这对孩子的影响是终身的。

（2）让孩子理解不同性别　父母可以通过日常生活让孩

子理解性别角色。男宝宝与父亲一起做体力活动，感受作为男子汉应有的坚强和力量。女宝宝和妈妈一起准备晚餐，体现女性的温柔和理解。这些生活中的细节，让孩子能理解不同性别角色的性格、工作、责任。

(3) 别让孩子对性别产生失望　父母之间应该和睦，不能总是互相抱怨、推诿。有些父亲总将教育子女的责任完全推卸给母亲。那么，可能孩子对性别的认识就将会是片面甚至是负面的，他将无法学会不同性别之间如何正确地相处。

二、青春篇

男性健康百问

20．为什么青春期孩子会长痘痘？

痘痘在医学上称为痤疮，是慢性炎症性毛囊皮脂腺的疾病，是皮肤科常见病之一。其发病涉及众多生理环节，包括皮脂腺分泌过多、毛囊口上皮细胞异常角化、机体性激素水平失衡和毛囊内痤疮丙酸杆菌增殖等。其病因可分为：

(1) 饮食、生活习惯、心理　动物性脂肪及其加工品、奶油或油炸食品等食物会促进皮脂腺旺盛地分泌皮脂，香、辣、刺激的调味品及酒精也有促进微血管扩张的效果，刺激皮脂分泌过剩，诱发痤疮。生活上经常熬夜刺激皮脂腺分泌，不注意脸部卫生是诱发痤疮的外在因素。学习或工作压力过大，心理上处于紧张的状态以及烦躁的情绪，同样会使油脂分泌增加。

(2) 雄激素　雄激素分泌过多是痤疮的重要病因。雄激

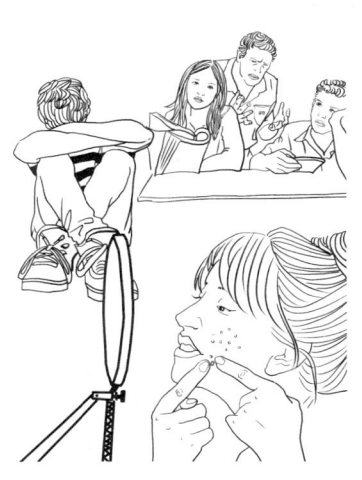

素不仅可以促进皮质的分泌,同时还可引起毛囊导管角化过度,毛孔堵塞,导致皮脂排泄不畅。

(3)微生物 目前研究发现痤疮的微生物种类主要为毛囊内痤疮丙酸杆菌。毛囊内痤疮丙酸杆菌可以释放多种酶,这些酶类可以分解皮脂中的三酰甘油,刺激毛囊壁引起炎症,同时刺激毛囊皮质腺导管增生和角化过度,导致皮脂排泄不畅。

(4)其他因素 包括遗传、环境中的空气污染物、灰尘,以及某些药物,如口服避孕药、减肥药、催经药等。便秘、习惯性腹泻、胃酸过多、溃疡等会导致体内毒素堆积、废物无法正常排出,继而引起消化系统的反射部位——唇周发生痤疮。

21. 青春痘会留瘢痕吗?

青春痘往往是短暂的,但青春痘所留下的瘢痕,却可能跟随你一辈子,甚至会影响一个人的自信心、工作和交友。根据统计,95%长过青春痘的人都会在脸上留下瘢痕,但不是所有人的外观都会受到明显影响。

在显微镜下,瘢痕皮肤中可以看到纤维化组织存在。这样的皮肤在弹性和质地上都比较差,而且非常容易衰老。因此需要及早采取措施警惕那些比较容易产生瘢痕的情况。

哪些情况比较容易产生瘢痕呢?

(1)发炎型青春痘 任何发炎中的青春痘,都有炎性细胞参与破坏和清除工作。在这些过程中,正常的组织会被瘢痕组织所取代,而瘢痕有可能会增生,也可能会萎缩,因此生成的瘢痕就会呈现凸起或凹陷。

（2）不当的外力挤压　当青春痘受到外力挤压，原本已经被撑大的毛囊、内容物虽有可能经由毛囊口排出，但更有可能使毛囊破裂，原本不发炎的痘子就可能变得发炎、红肿，甚至化脓，从而生成严重的瘢痕。

（3）未及时、有效地治疗　对于正处于发炎当中的青春痘来说，首要的工作就是让炎症减缓，使组织的破坏得到控制，如果无法得到及时、有效的治疗，往往会形成日后无法抹去的瘢痕。

（4）不当的治疗方式　有些青春痘瘢痕不是来自青春痘本身，而是来自不当的治疗方式。例如，有些医生喜欢在治疗青春痘的同时加上外用的类固醇，虽然类固醇对于急性期的青春痘瘢痕能快速消除红肿，但是滥用的结果很可能导致皮肤缺乏营养，进而萎缩；还有一些医生或美容师喜欢给别人挤痘痘，不当的技术也会引起发炎或造成坑洼。

22．如何护理好痘痘？

青春痘是一种慢性炎症性毛囊皮脂腺疾病，但如果坚持做好护理工作，往往能够治愈。可如果不注意护理，则容易让青春痘症状加重。

（1）皮肤清洁　油性皮肤的人可以在早晨或睡觉前使用中性偏碱性的香皂，或者选择适合油性皮肤的洗面奶洗脸。每天洗脸次数以 2～3 次最佳。洗脸时使用温水，因为冷水不易去除油脂，热水能促进皮脂分泌。充分按摩脸部，彻底清理掉当天的灰尘、油垢。不用刺激性肥皂，硫磺香皂

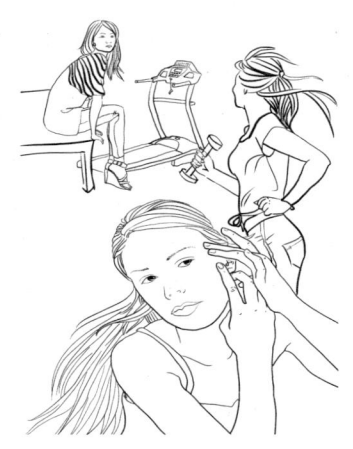

对青春痘有一定好处。忌用油脂类、粉类化妆品或含有糖皮质激素的软膏及霜剂。

(2) 作息规律 青春痘患者一定要每天保证 8 小时的充足睡眠。熬夜会影响患者体内的新陈代谢,从而加剧青春痘症状。

(3) 坚持运动 青春痘护理,还应注意养成每天运动的习惯。运动可促进新陈代谢,对青春痘的预防以及治疗都有帮助。

(4) 饮食清淡 青春痘患者不要吃辛辣刺激性食物、油炸类食品,少喝咖啡和酒,多吃一些蔬菜、水果,保持大便通畅。

23. 青春期做一些奇怪的梦正常吗？

青春期容易做一些奇怪的梦，但往往有一些诱因。

(1) 精神因素。例如情绪过于兴奋、紧张；过度用脑，过多想某一件事情；白天受到惊吓恐惧；压力太大。情绪低落、心情不佳时，也容易发生。

(2) 睡觉时手放在了胸前，使胸部受压，呼吸道不畅。

(3) 晚餐过饱引起胃部膨胀感，可导致做恶梦。

(4) 长期服用抑制睡眠的镇静安眠剂，突然停药后亦可出现。

恶梦多为暂时性的，一般不致带来严重后果。平时有健康的生活方式，对减少恶梦往往能起到重要的作用。

(1) 多一点娱乐、多一点开心，每一件事都往好的方面去想，一切会好的。

(2) 加强锻炼，增强体质。

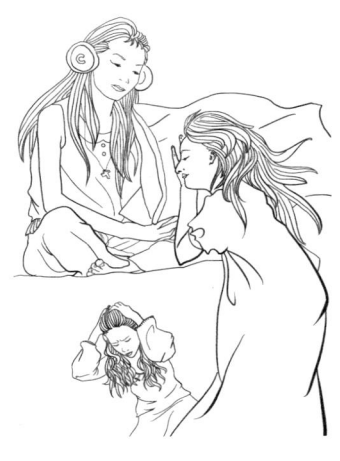

(3) 培养规律的睡眠习惯，如睡前用温水洗脸、洗脚、刷牙。冬天用热水袋焐脚，用温毛巾轻擦头部、颈部。有条件的，睡前可洗个温水澡。入睡时宜穿单薄的衬衣及短裤。

(4) 临睡前做一套自我按摩：盘腿坐位或仰卧位，先用双手轻轻按摩头面部，然后用右手按摩左肩、左臂，左手按摩右肩、右臂，接着用两手擦胸部和腹部，动作要轻而慢，最后按摩足底心（涌泉穴）。整个按摩过程可长可短，一般在10分钟左右。再将两手放于身体两侧，缓慢地作深呼吸运动，并意守丹田（意守指似守非守，丹田指肚脐下面不远处），这样便可以逐渐产生倦意和睡意。

(5) 睡觉的最佳睡姿是向右侧睡。床头的南北朝向，人睡眠时头北脚南比较好。

24. 青春期"遗精"正常吗？

遗精是指在没有性交或手淫情况下的射精。青春期的遗精需分为生理性遗精和病理性遗精。生理性遗精属于正常现象，主要见于未婚男性，每个月2～3次，而青春期的梦遗更是性成熟的标志。病理性遗精往往一夜2～3次或每周2次以上或清醒时精液滑出，伴有精神萎靡、失眠多梦等症状，需要进一步治疗。

病理性遗精病因包括器质性疾病和心理因素。器质性疾病如包皮过长、前列腺炎等疾病，可引起遗精，对这些原发病的治疗往往能起到良好的疗效。排除器质性疾病后则要考虑心理因素。积极有效的心理辅导治疗往往能起到关键的作用。要养成正确的性心理；培养健康的生活习惯，尽量避免俯卧位睡眠,被子不要太厚,少穿紧身裤,防止外生殖器受压迫刺激从而导致遗精;与异性交往时,应自然、开朗和坦率,避免想入非非和性冲动;克服由遗精带来的恐惧和内疚感,一味地自责压抑自己的欲望往往会适得其反。

频繁遗精容易形成心理负担,影响日常生活,出现失眠、疲乏无力、无精打采,严重时出现神经衰弱等情况。这时候需要采取一定的措施让自己的生活回归正常。平时要多参加课外活动,将自己的注意力转移到学习、工作当中,避免接触引起性刺激的事物,设计有规律的生活。

25. 青春期为什么不宜穿着过紧的牛仔裤?

牛仔裤一直深受青少年的喜爱。但是,过紧的牛仔裤往往也扮演着健康杀手的角色。

(1) 过紧的牛仔裤通透性差,私处的湿气和热量很难散

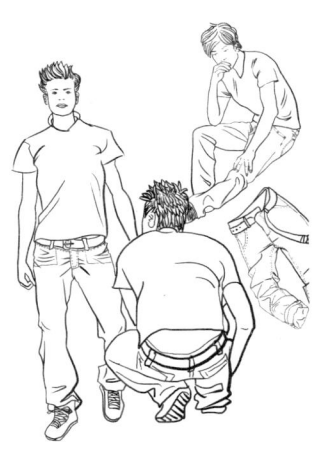

发出来，因此，造成阴部经常处于潮湿、灼热的状态，给细菌繁殖提供了环境，导致细菌大量迅速生长繁殖，男性可诱发阴囊炎。

(2)"流水不腐，户枢不蠹"，人体靠经脉运行而得到养息。穿着过紧的牛仔裤，对身体是一种束缚，易导致下肢经脉不畅通。下肢的动脉血液一旦循环不畅，就会造成血液回流不足，容易引发冻疮、脚底冰凉、腿麻、腿软等症状。

(3)常穿紧身牛仔裤容易导致不孕症。男性经常穿紧身牛仔裤，会引起阴囊局部温度上升，睾丸的最佳温度是34℃。长期处于高温的环境下，不利于精子的生长及发育，久而久之造成男性不孕不育。

(4)常穿紧身牛仔裤对人的皮肤神经也很不利。这是由于牛仔裤腰带常常紧勒在腰部，此处正是股外侧皮神经从深层穿向浅层皮肤的部位。该部位一旦受到较紧的挤压，就会造成供血不足。因此，给皮肤造成缺血性损害，导致股外侧皮肤麻木、感觉迟钝甚至知觉消失。

26．为何要细心呵护你的隐秘部位？

医学研究表明，男子的生殖系统对温度的要求偏低于体温。因为温度过高，对精子的产生及存活均不利。因此，我们要重视私处的"小环境"。首先，不能用过热的水洗澡，尤其不能洗桑拿浴。有些男孩子以为热水能杀菌，所以，当局部出现不适时，就用热水去洗。岂不知那是非常有害的，会让精子的存活率大大降低，甚至成年后会引起不孕不育、性功能障碍等问题。其次，男性的内裤应质地柔软、透气性好，不宜穿过紧的内裤，最好不要穿牛仔裤，而应多穿宽松裤子。因为牛仔裤一般裤型较瘦，对男性外生殖器包裹较紧，会使局部温度过高。并且，牛仔裤质地较厚较硬，长期穿着，对外生殖器造成一定摩擦，这在天气较热和气候较湿的时候，尤为不利。我们要让阴囊降降温、透透气。第三，不妨采用裸睡的方式睡觉，能使私密部位在安静的夜里享受难得的舒服感觉。

另外，我们需要保持隐私部位的清洁。内裤应经常换洗，不要穿那些聚酯、混纺质地的内裤，应代之以柔软的纯棉内裤，以保持下身的干燥和清爽。应养成睡前用温水清洗下身的好习惯，注意不要用太热的水洗。清洗时应注意顺序，擦洗方向应先上后下，由前到后，即先洗阴茎、阴囊部，后洗肛门部位。洗完肛门后千万别再用同一盆水

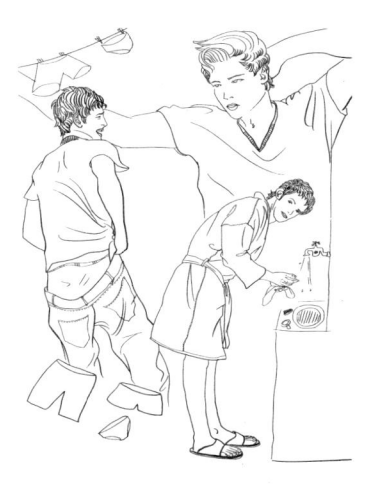

清洗生殖器。洗完后要单独用一块毛巾擦干净，并用干净的水把毛巾洗掉然后晒干。

27．性冲动是怎么回事？

性冲动是青少年青春期身心发展的结果，是正常的生理心理现象。性冲动是在性激素和内外环境刺激的共同作用下，对性行为的渴望与冲动，常伴有生殖器官的充血以及心理上的激动和欣快。性冲动的动力来源于本能、激素释放等，是生理和心理的综合反应。

虽然性冲动是正常的现象，但是并不意味着可以随心所欲地满足自己的性冲动，青少年要在正确的引导下学会理智地控制自己的性冲动。

(1) 培养良好的生活习惯，从生理上克制性冲动。养成严格的作息习惯，上床后不胡思乱想，尽快入睡；注意外生殖器的清洁，避免不洁之物刺激生殖器官；内衣裤要宽松，睡觉的姿势要放松，不要采用俯卧姿势，以免对外生殖器压迫和摩擦，从而引起冲动。

(2) 树立生活和奋斗的目标。一个有理想和目标的人，较少受到自身欲望和外界的干扰，容易把精力放到自己感兴趣的事情上。这样他的兴奋点就始终在自己专注的学习和工作上，比较容易克制内心产生的冲动。

(3) 在日常生活中，可以广泛和异性交往，以消除对异性的神秘感和好奇心，多参加集体活动和体育锻炼，这样自己会感到心情非常舒畅，内心非常坦然。通过这样有意识的"脱敏"训练，可以减少性冲动的次数。

28．为什么不要过早地介入性生活？

青春期正是青春勃发、欲望强烈而自控力不强的时候，但如果一有性的欲望和能力就早早地过性生活，往往会带来严重的后果。

首先，青少年性器官还没有完全发育成熟，过早性生活使身体耗损巨大，成年后易发生早泄、阳痿、腰酸和容易衰老等问题。

其次，大多数青少年缺乏避孕的常识。虽然知道性生活会导致怀孕，但却不知道如何采取措施，或者存侥幸心理而不去采取措施，从而造成严重后果。

再者，过早地介入性生活，特别是拥有多个性伴侣的时候，还往往会感染性传播疾病，得病后大多数青少年不好意思对老师家长讲，而自己又无经济能力去治疗，很容易延误病情，对身体造成极大的伤害。

最后，性生活必然会影响学习和工作，对本人、家庭和社会都不利。而且在性生活过程中和事后又因怕怀孕、怕暴露而产生恐惧感、负罪感及悔恨情绪，久而久之会对心理产生很大的影响。

29．青春期的性心理变化有哪些？

青春期是指儿童过渡到成年的阶段，即从第二性征开始出现，到体格发育完全及性成熟的时期。青春期性心理的成熟是以生理的成熟为前提的。少男少女在这一阶段，第二性征、性器官及性功能迅速发育，并趋于成熟。

青春期青少年与异性交往一般分为三个阶段：

(1) **排斥异性期** 青春期刚开始,由于青少年在形态和功能上的差别日益明显,如男孩阴茎勃起,女孩乳房膨隆,异性之间出现相互躲避的现象,甚至产生反感的情绪。

对于这一阶段的少年男女不能毫无分析地横加干涉和指责,应开展正确的性知识健康教育和引导,尽量消除由此引起的有害于青少年身心健康发展的性心理体验和反应。

(2) **接触异性期** 随着生理发育的成熟,性心理也日渐成熟,出现情感上的吸引,喜欢与异性相处交谈,乐意与异性为伍参加活动,爱在异性面前显示自己的力量、风华和才华。处于这一阶段的青年,需要在正确的教育和引导下,通过自己集中精力、努力学习、锻炼身体,以及增强体质的训练,去调整自己的性意识。

(3) **两性相恋期** 由少年向成年过渡,性生理心理发育

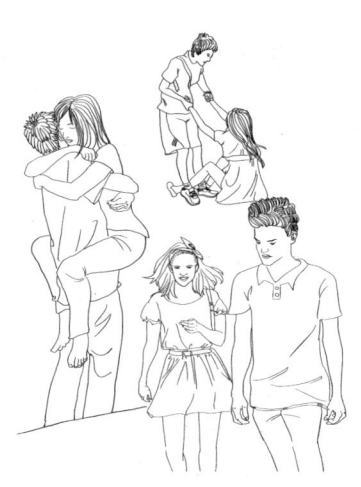

更加成熟，从精神上寄托爱慕之情，社会化进程更加成熟。

这一阶段的少男少女容易出现"初恋和早恋"，需要我们积极地引导，循循善诱。同时，要用发展的观点去看待和处理各种心理问题，最好能和他们交知心朋友，平等友好地给予指导，这些都对他们的健康发展有重要的意义。

30．阴茎频繁勃起是怎么回事？

阴茎频繁勃起是很多人都遇到过的青春期尴尬。尤其是青春期男子受显著升高的雄激素水平影响，容易受到外界的性刺激，如带有色情内容的书刊、影视碟片等，会引起阴茎频繁充血勃起。一般阴茎受刺激后产生勃起是正常生理现象，它既不是病，更不是见不得人的事，不要为此感到羞愧。有时候你觉得身边男生没有类似的情况，很可能因为他们掩饰得好。但如果阴茎长期处于充血状态，则会引起前列腺充血，容易诱发前列腺炎。因此，青少年应当理智地克制性冲动。

在与异性接触中，应自然、坦率、友好地交往；不要看有色情内容的录像带和碟片；多参加些文娱和体育活动，使充沛的精力得到有益的释放；最好每天睡前用温水清洗外生殖器，保持生殖器清洁卫生；不要随意去玩弄生殖器。如在公共场合遭遇阴茎勃起，首先应考虑自己是否穿着了过紧的内裤或牛仔裤，是否有不经意的阴茎摩擦，这两个因素都可能导致勃起。应对尴尬的方法：一般通过转移注意力，专心致志地去做一件令自己感兴趣的事，而不要去关注自己有没有勃起的问题；或者发现勃起时小便一次，通常在膀胱尿液排空后，阴茎也会自然而然地疲软下来。

有些青少年发现自己不论夜间什么时候醒来，阴茎都处于勃起状态，非常担心。他们担心这会过早使自己的性功能耗竭掉，影响未来的性生活。这其实是一种误解。这些勃起是一种生理现象，是因为大脑在白天总要抑制性反应的发生，否则男子会时时遇到"尴尬局面"；但到了熟睡之后，大脑的这种抑制功能消失，阴茎便自发出现勃起反应了。而且，阴茎并非整夜勃起，而是有张有弛的，所以不必为之忧心忡忡。

31. 阴茎勃起时弯曲正常吗？

有很多男性发现自己阴茎勃起时弯曲，非常担心。其实，如果阴茎弯曲角度不太大，又长期没有变化的话，一般是不需要担心的。因为阴茎勃起时弯曲是普遍存在的，有统计发现，只有 30% 左右的男性勃起时阴茎完全成直立状态，而另外 2/3 的男性勃起时，阴茎都有不同程度的弯曲。但如果勃起时弯曲较大，则需要及时就医。

造成阴茎弯曲过大的原因有先天的也有后天的。先天的主要是由于青春期发育时，阴茎内的两侧海绵体发育不一致造成的，少部分患者同一侧的海绵体上、下、左、右的发育也不一样，因此就会产生一定角度的弯曲。而后天的阴茎外伤、骨盆骨折、阴茎硬结症等也会导致勃起时弯曲。

一般地说，只要弯曲不太严重，不影响性生活就属于正常现象。阴茎勃起时向前弯曲的角度不大于40°；向后、向左、向右弯曲的角度不大于30°，均属于正常范围。但如果超过这个范围或者影响到性生活，就要及时就医，接受治疗。

32．为什么会晨勃？

晨勃是指男性在清晨4～7时，阴茎在无意识状态下不受情景、动作、思维的控制而产生的自然勃起。晨勃是一种正常的生理现象，目前确切机制尚未研究清楚，但有一些因素能够影响晨勃。

（1）年龄　性成熟后，随着年龄的增长，晨勃次数逐渐频繁，持续时间也逐渐增长。30岁后，随着年龄的增长，晨勃则会逐渐减弱或衰退。

（2）睡眠　睡眠时间的充足与否、睡眠质量的好坏，都

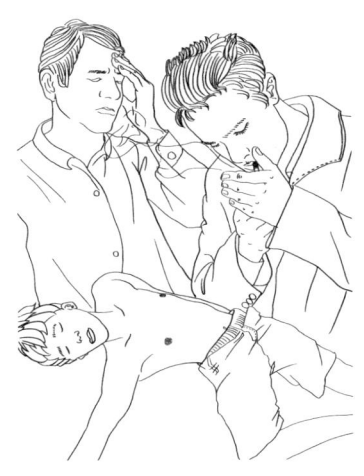

会不同程度地影响雄性激素分泌,从而对晨勃造成影响。

(3)精神因素　严重的精神创伤、悲愤过度、抑郁等能使晨勃明显减少,这类人在白天表现为启动缓慢或不能启动;过度疲劳,精神疲惫,也会影响晨勃。

(4)疾病　很多疾病都能影响性功能及晨勃,如高血压、糖尿病、腰椎间盘突出、冠心病、结核病、脊髓损伤、性病等。

(5)药物　抗肿瘤药物、抗高血压药物、降糖药物、抗酸药物、镇静药物及中药中的知母、黄柏等,均能使晨勃频率降低,而人参、黄芪、鹿茸、鹿鞭、海狗肾、枸杞等药物则能使晨勃频率增加。

(6)憋尿　膀胱贮尿过多,致使膀胱内压力增加而产生刺激作用,可以引起阴茎发生一种潜意识的反射性勃起。也就是经常说的让尿给"憋"硬了。

(7)不良生活习惯　如过度抽烟、饮酒、作息时间不规律等也可影响晨勃。

33．包皮过长一定要手术吗?

包皮过长指包皮覆盖尿道口,但能上翻,显露出阴茎头及尿道口;而包茎患者包皮无法上翻。包皮过长分真性包皮过长和假性包皮过长,真性包皮过长是阴茎勃起后龟头无法外露,而假性包皮过长阴茎勃起后龟头可以完全外露。

包皮过长可影响排尿并容易感染。包皮过长时尿流因受阻挡,使尿流分叉,容易浸湿衣裤,包皮内皮脂腺分泌包皮垢，如不及时清除，细菌容易滋生，引起阴茎头包皮炎，严重时引起尿道口炎症。长期炎症可导致尿道口狭窄，出现排尿困难，进一步发展可引起肾脏积水及肾功能受损。包皮过长还可影响阴茎的生长发育，由于阴茎头部被包皮紧紧包住，得不到外界应有的刺激，阴茎头部发育容易受限，甚至患儿由此产生抑郁、自卑等不良心理问题。而且包皮过长由于龟头长期不能和外界很好地接触，局部神经敏感度相当高，易导致早泄的发生。这部分患者，应当及早到医院治疗，行包皮环切术。对于出现炎症但暂时不能手术的患者，应保持外阴清洁，每天清洗阴茎，不要轻信偏方，待炎症治愈后及时行手术治疗。

目前包皮过长者，提倡婚前行包皮环切术。因为包皮过长患者性生活时可能会把细菌、包皮垢带入阴道，引起性伴侣生殖器炎症。但对于部分包皮过长并未引起炎症，且能长期坚持将包皮翻开清洗，未影响性生活的患者，可不必手术。

34．吸烟对男性生殖健康有什么危害？

健康的成年男性，每毫升精液中含精子 0.6 亿～1.5 亿个，活动率大于 85%，畸形精子少于 20%。当精子的数量太少、活动率低或畸形精子多时，就会使男性的生殖功能下降，甚至不育。

吸烟会使精子的数量减少、活动率降低，畸形精子的发生率增多。烟草中含有尼古丁，而尼古丁作用于生产精子的曲细精管的生精上皮，使其生精功能减退，因而生产

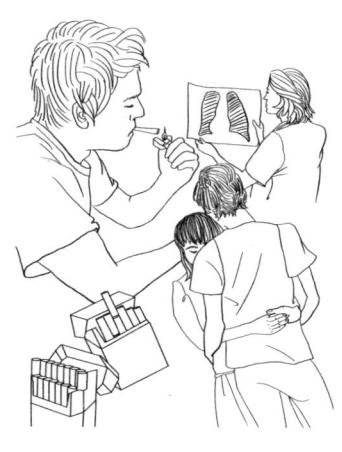

出来的精子数目减少，质量降低。澳大利亚的临床医生研究发现：吸烟者的平均每毫升精液中的精子数 0.27 亿个，活动率为 49.27%；每天吸 20 支烟以上者，有 6% 的人每毫升精液的精子仅为 0.01 亿个，明显低于受精所需的基本数目，造成不育。此外，吸烟者发生精索静脉曲张率是不吸烟者的 10 倍，而这又使精子减少，活性降低，是导致不育的原因之一。

吸烟对男性另外一个致命的危害是使男子出现勃起功能障碍。研究证实，长期吸烟者，会引起包括阴茎血管在内的人体末端小血管发生栓塞，使得阴茎血液供应不良而出现阳痿。阳痿造成夫妻无法正常地性生活，不仅引起不育，还会影响夫妻感情、家庭生活和睦。

35．为什么阴茎勃起时疼痛？

阴茎勃起疼痛的常见原因是男性生殖器感染。在某些情况下包茎也可致勃起的阴茎疼痛，这是因为阴茎龟头勃起时受到明显的挤压，从而产生疼痛。另外，也有部分男性由于手淫或性生活的时候动作太过于激烈，以致损伤了阴茎，引起阴茎勃起疼痛。

阴茎有两个阴茎海绵体和一个尿道海绵体组成，阴茎兼有排尿和射精功能。阴茎勃起疼痛分为以下几种情况：

（1）包皮过长，粘连。阴茎勃起的时候包皮下翻疼痛，严重时甚至引起包皮嵌顿。

（2）阴茎畸形也可导致阴茎勃起的时候疼痛。

（3）阴茎炎症及外伤。包皮炎、尿道炎、尿道口狭窄均可引起男性阴茎勃起疼痛。

（4）过于激烈的性生活等也可引起阴茎勃起疼痛。

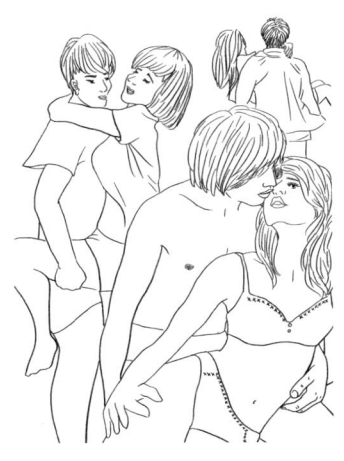

36. 腮腺炎是否会导致睾丸炎?

腮腺炎病毒不仅对腮腺有作用,也常作用于神经组织、胰腺,对睾丸也有相当的"亲和力"。合并睾丸炎者可占腮腺炎患者的1/5～1/4,其中有2/3为单侧患病,1/3为双侧。发病时间持续3～5天,重者可达2周。发生在青春期后的睾丸炎,可导致睾丸曲精细管上皮细胞和间质细胞受到病毒的不可修复的损伤,严重时可造成睾丸萎缩。此外,成年男子的双侧腮腺炎睾丸炎还可以引起性腺功能低下,有时同时引起无精症或精子数目严重减少,低于400万/毫升。

睾丸炎的诊断是不难作出的。睾丸的疼痛往往是剧烈的触痛,加上单侧或双侧睾丸的肿胀。在睾丸出现肿胀和疼痛之前或同时,往往会有腮腺炎的症状和体征。有时只有一侧具有体征,但这并不意味着对侧睾丸就未受累,长期随访发现即使只累及一侧,另外一侧也会出现退行性病变。体检时发现睾丸质地不均匀和形态不规则时,多表明存在瘢痕。双侧睾丸炎患者中约有半数具有睾丸轻度萎缩。萎缩若发生在一侧睾丸,对生育影响较少,也不会影响婚后性生活;如果双侧睾丸均受累,很可能导致不育。即便睾丸大小无明显减小,睾丸曲精细管仍可发生萎缩,使生育力受到严重影响。睾丸萎缩严重时,体积可减到5毫升左右。当睾丸细胞结构破坏时,不仅累及生精上皮细胞,间质细胞也会受累。严重时睾丸活检可证实为"唯支持细胞综合征",即患者曲精细管内无任何生精细胞存在。这类患者的生育力可以说毫无恢复的希望,然而有的患者还在盲目地四处求医，不知浪费了多少时间、精力。

有的患者在病后几年中，睾丸仍有进行性纤维性变。这类患者有精子生成，计数也可能在正常范围之内，但精子的存活率往往只有30%左右，运动速度也明显降低，生育功能较差。

37．得了前列腺炎怎么办？

前列腺炎是多种复杂原因和诱因引起的前列腺的炎症、免疫、神经内分泌参与的错综复杂的病理变化，导致以尿道刺激症状和慢性盆腔疼痛为主要临床表现的疾病。前列腺炎的临床表现多样化，可出现会阴、耻骨上区、腹股沟区、生殖器疼痛不适；尿道症状为排尿时有烧灼感、尿急、尿频、排尿疼痛，可伴有排尿终末血尿或尿道脓性分泌物；急性感染可伴有恶寒、发热、乏力等全身症状。前列腺炎重在预防。

(1) 不要憋尿　得了前列腺炎的患者，一旦膀胱充盈有尿意就应小便，憋尿对膀胱和前列腺不利。在乘长途汽车之前应先排空小便再乘车，途中若小便急则应向司机打招呼，千万不要硬憋。

(2) 多饮水　浓度高的尿液会对前列腺产生刺激，对前列腺有害，多饮水可以有效稀释尿液的浓度。

(3) 规律性生活　性生活频繁会使前列腺长期处于充血状态，从而引起前列腺增大。因此，在性欲比较旺盛的青年时期应注意节制性生活。避免前列腺反复充血，给予前列腺充分恢复和修整的时间。当然，过分禁欲会引起胀满不适,同样对前列腺也不利。

(4)洗温水澡　洗温水澡可以舒缓肌肉与前列腺的紧张,减缓不适症状。经常洗温水澡无疑对前列腺病患者十分有益。如果每天用温水坐浴会阴部1~2次,疗效会更好。

(5)保持放松的状态　过高的生活压力会增加前列腺肿大。临床显示,当生活压力减缓时,前列腺症状会得到舒缓,因而平时应尽量保持放松的状态。

38. 男孩子有哪些第二性征?

进入青春期的男孩,在性激素的作用下身体迅速成长。平均每年长高6~8厘米,骨骼和肌肉也开始变得粗壮和宽厚,声音变得低沉,阴部、腋下长出阴毛和腋毛,胡须也逐渐长出来。这些都是男性的第二性征。青春期男性外生殖器的发育一般从12岁左右开始。这一时期,睾丸和阴囊开始增大,阴囊颜色渐渐变深,并逐渐长出浓密的阴毛。平均经过3年左右的时间,阴茎增长、增粗,直至性发育成熟。

除上述第二性征出现外,青春期主要的生理变化在于生殖系统的成熟。这时睾丸开始"制造"精子和分泌男性激素。男孩子自此开始出现遗精现象,产生性欲,并具备了生育能力,成为真正意义上的男人。

39. 男性也会有"生理期"吗?

每次来月经的那几天,女人都会莫名其妙地烦躁易怒。可是,男人就没有"身不由己"的时候吗?其实男性也有自己的生理周期,只不过界限比较模糊,时间上不一定是月月都有,而且并非人人都表现明显。体质弱的男性生理期比较明显,而"那几天"症状明显与否,也是男性健康的一个"晴雨表",家人也应给予理解和包容,给处于"那几天"的男人营造一个宽松的环境。

(1) 焦虑　男人生理期来的时候,也会和女人一样,表现出坐立不安的状态。这是男人内心焦躁的表现,他也不知道自己为了什么而烦躁,可就是控制不了自己。

(2) 生闷气　这个时候男性会很郁闷,从而借酒消愁。要么找狐朋狗友一起外出喝酒,要么自己一个人独自抽闷烟,而且时不时长长地喘粗气。

(3) 找不到目标　在这个时间里,男人不知道自己究竟要做什么。生理期间的男人,不了解自己,更难以了解别

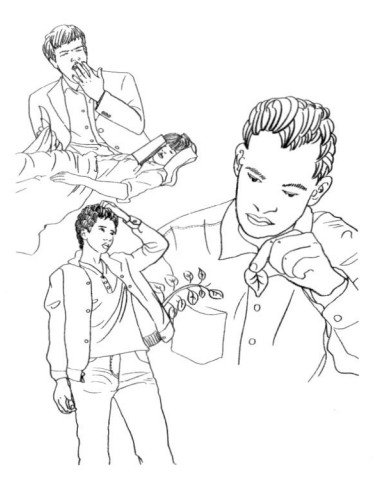

人,所以不要让他拿主意了,让他消停一会吧。

(4) 冷淡 男人突然变得冷淡,甚至冷漠,见了你不主动说话。当你试图接近他时,他感到不习惯,还会给你不好的脸色看,认为你影响了他。这个时候,女人不要认为男人已经不爱自己了,而是要多去理解他,多鼓励他。

(5) 脾气大 平时的他细心呵护你,不让你受半点委屈,不让你掉半滴眼泪。可是,他变了,他会发火,或为一些莫名其妙的小事忧心忡忡。

40. 为什么青春期的男性容易冲动?

冲动是男生中常见的情况,与青春期身心特点有很大关系。在生理方面,青春期的孩子激素水平不稳定,烦躁、易怒的情绪经常出现;在心理方面,青春期男生争强好胜,对挫折缺少化解的经验与方法,加上自控能力差,一遇不顺心,就容易采取极端的手段。结果,不但不能解决问题,反惹来更大的麻烦,甚至造成不可挽回的后果。大部分青少年的暴力犯罪,多是由一时冲动造成的。可见,青春期男生学会处理自己的冲动情绪,是非常重要的功课。

首先,需要男生们对"胜利"有一个正确的认识。很多男生认为,发生冲突时,唯有将对方打倒,才算胜出。实际上,真正的胜利并非仅仅来自外在,更重要的是来自内心。有的人不分青红皂白,抑制不住就大打出手,往往是底线崩溃,理智丧失,而真正的胜利者则是全面考虑问题,用冷静和智慧处理冲突。所以,真正的男子汉,不仅要有勇,更要有智。

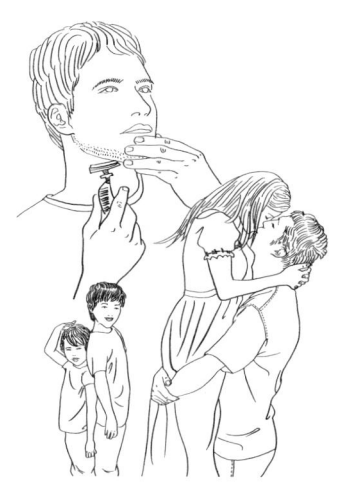

其次,一旦意识到自己被"冲动"所控制,要找到一些方法让自己退步抽身。空间距离的调整,是很好的止怒方法,感觉无法控制自己时,要尽快离开当时的环境。

再次,当情绪不佳时,寻找合理的宣泄渠道。比如当无法控制冲动时,绕着操场跑几圈,或者狠狠地踢踢球,你就会发现,冲动似乎化作汗水,被排出体外了。大汗淋漓之后,收获的一定是平静的心绪。

41. 如何正确引导男性性取向?

"性取向",又称"性偏好"或"性指向"或"性倾向",是用来描述一个人性渴望、幻想和感觉的对象。性取向形成于童年或青少年早期。这一时期孩子经常会自发形成小群体,在这样的群体中,性取向容易出现异常,因此需要父母及老师正确地引导。

青少年渴望情感交流,但因为对异性的生疏,容易将情感投向同性。这种同性依恋现象是客观存在的,但老师和家长要引导这类学生在公众场合注意形象,不要引来严重误会。同时,加强同孩子的沟通,帮助他们认识自己的社会角色,但不要过分唠叨,更不要强制,以免适得其反。

青少年对爱情处于懵懂的阶段,生理上发生变化,渴望恋爱,但恋爱中容易受挫,如果没有正确的引导,容易使其对异性恋失去信心,转而倾向同性恋。而且这个阶段,有些父母因为害怕影响学业,一味干涉、反对,严格要求孩子不与异性交往,从而让孩子进入一个不与异性接触的误区,性取向进而发生改变。父母要鼓励孩子与异性正常地交往,树立正确的性取向。同时父母之间关系和睦也会对孩子产生影响。父母不合,经常吵架,也容易让孩子心底产生对异性的反感。

父母当发现孩子有同性恋倾向时,不要过分惊异,更不要责骂,以免造成他们自尊心伤害。应该告诉他们爱情与友情的区别,多开展体育锻炼,转移他们的注意力,同时在不经意间让有同性倾向的两人保持距离。

42. 男孩子什么时候进入变声期?

从童声变为成人声音的生理变化叫做"生理性变声",医学把生理性变声所经历的时间叫做"变声期"。

男孩变声期多在12~14岁。最关键的是要看声音,如果处在变声年龄,说话嗓音发哑,唱歌时声音上不去,检查声带发现有充血，这说明已进入变声期。

从人体喉部的生理结构看，男性喉头逐渐宽大，声带拉长，喉结突出，声音也逐渐变得重浊、低沉起来。在变声期，男孩子的嗓音通常要比变声前低8度左右。此期间，还会出现声音嘶哑、咽干、咽痒、咽部异物感等症状。

变声期大致分为三个时期：初期嗓音变化不大，说话、唱歌仍用童声，但有时会觉得对嗓音失去控制能力，发声不听使唤，发高音比较困难，声音不能持久，有时唱歌会走调或出现怪音；中期嗓音的变化比较明显，说话声调变低变粗，虽然声音仍带童音，但童声成分越来越少，成人声的成分逐渐增加；后期嗓音已完全变成成人的声音了，但仍有一段时间存在声音不稳定，控制不自如的现象。

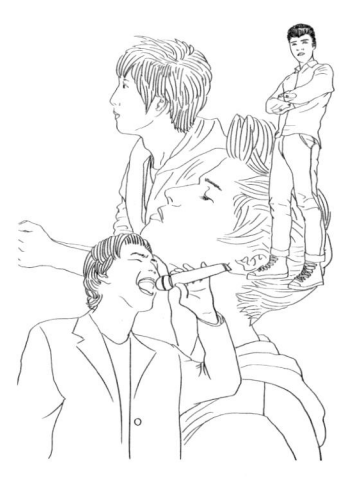

43. 青壮年也会患前列腺增生吗?

据最新的调查资料显示,前列腺增生的发病年龄逐渐低龄化,包括中学生到老年男性在内,任何年龄段的男性都有可能会患前列腺增生。因此,前列腺增生不再只是某个年龄会出现的病,稍不注意,都会患上前列腺增生。前列腺增生低龄化主要是生活、学习及工作压力大,不良生活习惯等问题所致。青壮年的前列腺增生有其特殊之处。

(1) 夜尿次数稍有增多。夜尿次数增多是良性前列腺增生的一个主要症状。不过,青壮年大多数夜尿次数在 2 次以内。

(2) 易误诊为慢性前列腺炎。由于发病初期多表现为尿频、尿急、排尿踌躇、费力、尿终滴沥等,临床表现与慢性前列腺炎极为相似。再加上年龄的因素,主观上和客观上使患者及医务人员易误诊为前列腺炎。

(3) 青壮年罹患前列腺增生后有强烈的治疗愿望,但又对手术及其可能产生的并发症顾虑重重。医生在做好详尽手术前准备的同时,还应认真做好患者的心理工作,尽可能地消除其对手术的顾虑。

(4) 青壮年前列腺增生患者易出现头昏、烦躁、焦虑、记忆力及性功能减退等精神症状。患者时值青壮年,由于出现排尿困难等一系列症状,严重影响生活和工作,容易出现精神心理障碍,易对自己产生"早衰"印象和"自卑"心理。

44．什么是生理性血尿？

　　一些年轻人在剧烈运动后出现肉眼血尿，十分紧张、害怕，来医院就诊。其实这是一种生理性血尿，也叫运动性血尿，对身体并没有什么影响，只要适当休息后即可缓解，不用太过担心。但如果休息后仍不缓解，或者反复出现，应及时就诊。这时应该警惕可能存在某些其他疾病，而运动成为诱因导致的血尿，千万不要讳疾忌医，一味认为自己是运动性血尿而贻误就诊时机。

　　高强度运动，大量出汗，同时肾血管收缩，使得肾血流量急剧减少，引起肾组织缺血、缺氧和二氧化碳滞留，最终会导致细胞损伤及肾小球毛细血管通透性增加而出现血尿。同时，高强度的训练运动、跑跳，身体震动强度大，使肾脏上下过度移动，肾血管容易受牵拉或扭曲，引起肾脏损伤出血。而且在运动过程中，如膀胱处于空虚状态，剧烈运动使得膀胱后壁反复受撞击，也易造成损伤，还可引起血尿。

　　运动中止后，一般血尿迅速消失或明显好转。当然，如出现运动性血尿，也不要过分紧张而不再参加运动，只要劳逸结合，掌握机体耐受极限，防止过度疲劳，提高自我防护能力，科学合理安排训练，锻炼从弱到强、循序渐进，充分饮水，适当补充维生素，保证充足睡眠，就能避免运动性血尿的发生。

45．性传播疾病有哪几种？

　　性传播疾病是以性接触为主要传播方式的一组疾病，简称为性病。较常见的性病有梅毒、淋病、非淋菌性尿道炎、尖锐湿疣、生殖道沙眼衣原体感染、软下疳、生殖器疱疹、阴道毛滴虫病和艾滋病等。性传播疾病一直是全球重要的公共卫生和社会问题，对人类的身体、心理和生殖健康等都会产生严重的危害。

性病可通过直接性接触、间接接触和胎盘产道感染。据统计，90%以上的性病是通过性交而直接传染的，因此，性病的主要传播途径是性接触。

不同性传播疾病的临床症状各不相同，主要包括尿频、尿急、尿痛、尿道口产生异味及分泌物，外阴瘙痒及新生物等。

如果怀疑自己得了性传播疾病，应尽快去正规的医疗机构进行相关的检查。医生会根据患者的病情、病因等决定具体治疗方案。患者应严格遵照医嘱，避免胡乱用药及不规则的治疗，以免引起不良后果，并根据具体疾病定期复查，以确定治疗效果及传染性。

那么，如何预防性传播疾病？①积极治疗已有的性病或皮肤病，性伴侣应同时进行检查及治疗；②对性伴侣保持忠诚，避免不洁性行为及多伴性行为；③采用安全、健康的性行为方式，在性生活中正确、全程使用安全套；④注意个人卫生，勤换衣服勤洗澡；⑤提倡使用一次性的公共洗浴、穿戴等用品；⑥加强锻炼，提高身体免疫力。

三、成人篇
男性健康百问

46．结婚后还有遗精正常吗？

大家都知道，男人的精液在体内积聚到一定程度后，在精神、神经因素的调节下，会通过遗精的方式排出体外，这就是中医所说的"精满自溢"。那么，男人婚后还有遗精正常吗？

青少年初次遗精的平均年龄约为14岁，遗精是男孩青春期开始的标志。未婚男子每月遗精1～2次或偶尔稍多几次，都属于正常现象。婚后有了正常的夫妻性生活，遗精次数会明显减少或停止，如果婚后有正常的性生活，还会遗精，这就要具体情况具体分析。

新婚青年男子由于体内性激素分泌旺盛，性冲动频繁，性欲强烈，精子及精液的产生量多而快，每周1～2次的性生活频率不能充分发泄性欲，往往会通过遗精的方式"泄能"。这种情况不应视为病态，随着年龄的增长，男性的性激素水平逐渐下降，性欲逐渐减退，婚后遗精的现象便会自然停止。如果婚后有正常的性生活，每月仍出现较多的遗精，那就不正常了。一般地说，婚后遗精有以下几种情况。

（1）身体过于虚弱　指新婚纵欲、劳累过度、营养不足及处于疾病恢复期等情况。

（2）过于沉湎于性刺激　如果婚后思想上过于集中性的问题，或者过多过滥地接受色情刺激（例如经常观看黄色影视、阅读色情读物等），使大脑皮质存在一个持续的性兴奋灶，导致相关的一系列神经也兴奋活跃，结果就会遗精。

（3）夫妻分居　如果婚后性生活比较频繁，因夫妻暂时分居或由于某种原因性生活频率改变，同房次数减少，较

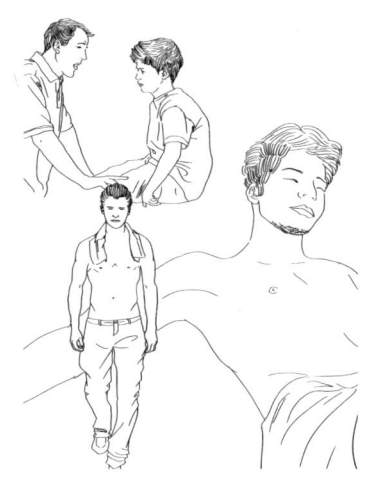

为旺盛的性欲不能得到充分"宣泄",也会出现遗精。

许多人可能都担心遗精会影响身体健康,其实,精浆中90%以上的成分是水,精浆中含有的果糖、山梨醇、白蛋白、胆固醇等营养物质,钠、锌、镁、钾、氯等无机盐及维生素 B_{12} 等,其含量微乎其微,精子只占精液的0.1%,一次排出的精液数量不过是2~5毫升,这些微不足道的物质是不会影响健康的。但是,如果婚后遗精次数过多,属于不正常情况,就要及时请医生诊治。

47. 阴囊里摸到蚯蚓状的东西是什么?

有位患者就医时主诉,感觉阴囊有点重,有像蚯蚓一样的东西在里面,通常站久了会比较明显,躺下后就消失了。这不会是身体里有虫子了吧?其实不然,这是比较常见的一个疾病——精索静脉曲张。

精索静脉曲张是指精索内蔓状静脉丛的异常扩张、伸长和迂曲，分为原发性和继发性。原因主要是精索静脉回流过程中受到外来压迫或者精索静脉瓣膜缺失、功能不良导致精索静脉回流不畅，积聚于阴囊表面形成蚯蚓样改变。因为人直立位会影响静脉回流，因此常常站久了会比较明显。

长期的精索静脉曲张可使睾丸温度升高、灌注不足及缺氧，同时肾上腺和肾脏分泌的代谢产物如类固醇、儿茶酚胺、5-羟色胺等可沿精索静脉逆流至睾丸，影响睾丸血运，从而影响睾丸的生精功能。目前科研结果显示，对于单侧精索静脉曲张而另外一侧正常的患者也可能出现不育或精子质量异常，原因可能是睾丸之间存在交通血管，患侧睾丸的代谢产物可沿交通血管流向对侧睾丸，影响其生精功能。

目前对于精索静脉的治疗，根据患者有无伴有不育或精液质量异常、有无临床症状、静脉曲张程度及有无其他并发症等情况区别对待。治疗方法目前以手术治疗为主。手术方法包括传统开放手术（常用途径包括经腹膜后途径和经腹膜沟途径）、显微外科手术、腹腔镜手术及介入栓塞术等。对于继发性精索静脉曲张应积极寻找和治疗原发病。

48. 性生活多久一次是合适的？

我们都知道性生活后身体会处于相对疲劳的状态，因为性生活是比较剧烈的运动，性兴奋会使得性器官乃至整个机体的神经、循环、呼吸、消化、泌尿等多个系统发生一系列的生理变化。但如果身体处于不健康的状态或不经常参加锻炼,当突然发生性生活时,很可能引发心肌梗死。尤其当长期没有性生活时,突然的性爱会导致身体平衡遭到破坏,引发多种疾病。

规律和谐的性生活是生活的助推剂,不仅可使得体内的性能量得到释放,同时性生活过程能激活机体各个组织和器官,起到良性循环的作用。目前已经研究证实了规律的性生活所带来的好处。

(1)规律的性生活能够使人长寿。每周有2次或2次以上性生活的男性,其早死的概率比每月只有一次或更少性生活的人低50%,尤其是那些有高频率性生活的人,他们出现冠状动脉疾病,如中风、脑血栓等的概率,是性生活匮乏者的一半。

(2)规律的性生活能降低乳腺癌发病率。人体中的催产素在性高潮和高度兴奋时会充分释放,这种物质能保护乳腺,尤其对从未怀过孕的女性来说,高品质和规律的性爱,能弥补其未生育的不足。

(3)规律的性生活能降低前列腺癌的发病率。

(4)规律的性生活可以加固人的免疫能力,抵抗感冒。

什么样的性生活才是规律的性生活呢?其实这主要根据身体的状态。一般地说,35岁以下,每周1~2次性生活为宜;35~50岁,一周一次左右;50岁以上,若身体条件许可,可以每月1~2次。

49. "憋"多久才不算早泄？

早泄是最常见的射精功能障碍，发病率占成年男子的1/3以上，严重影响性生活的质量。目前早泄定义尚有争论，因为男性的射精潜伏期受年龄、禁欲时间长短、身体状况、情绪心理等因素影响，女性性高潮的发生频度亦受身体状态、情感变化、周围环境等因素影响，而且射精潜伏期时间的长短也有个体差异。目前一般认为健康男性在阴茎插入阴道2～6分钟发生射精，即为正常，短于2分钟，则为早泄。

早泄的病因包括心理性因素和器质性因素。心理性因素很多，如许多人因种种原因害怕性交失败、情绪焦虑，而陷入早泄；年轻时惯用手淫自慰者，总以快速达到高潮为目的；性知识缺乏，仅以满足男性为宗旨；夫妻不善于默契配合，感情不融，对配偶厌恶，有意或无意的施虐意识；担心性行为有损健康，加剧身体的某些固有疾病；性交频度过少或长时间性压抑者；女方厌恶性交，忧心忡忡，迫于要求快速结束房事等。凡此种种，皆可导致早泄，甚至出现连锁反应，影响勃起能力。引起早泄的器质性因素包括脊髓系统疾病如多发性硬化症或脊髓肿瘤、癫痫发作或大脑皮质器质性病变如脑血管意外，可引起射精失控。糖尿病、心血管疾病、骨盆骨折，泌尿生殖系统疾病如尿道炎、前列腺炎精囊炎，以及前列腺增生，也不同程度上与早泄相关。

早泄的治疗应根据发病原因，选择适当的治疗方法。最常见的治疗方法包括：

(1) 心理治疗　需要夫妻双方协同。应告知夫妻双方早泄是比较普遍存在的问题，消除患者的焦虑、不安、自罪感等异常心理，建立治愈疾病的信心。

（2）行为方法指导　通过拥抱、抚摸、按摩等触觉刺激手段来教导患者体验和享受性的快感，克服心理障碍。

（3）口服药物治疗　抗抑郁制剂、α肾上腺素受体阻断剂和5-羟色胺再吸收抑制剂目前被用于治疗早泄，但这些药物虽然其有效率可达到50%左右，副作用也较多，临床应用中要合理使用。

（4）局部用药　主要为局部麻醉药，可于性交前涂在阴茎头，通过局部麻醉作用来延缓射精潜伏期。

50. 总是在性交过程中"软"下来该怎么办？

许多已婚男性会出现性交过程中"软"下来，长此以往，对性生活质量会产生严重的影响。但他们却并不认为这是阳痿，因为他们觉得自己在开始时能正常进行性生活。其实，这也是阳痿的一种表现，需要进行治疗。

阳痿也称为勃起功能障碍，是指在企图性交时，阴茎勃起硬度不足于插入阴道，或阴茎勃起硬度维持时间不足以完成满意的性生活。勃起功能障碍发病原因比较复杂，主要分为心理性勃起功能障碍和器质性勃起功能障碍。

勃起功能障碍的治疗关键在于改变不良生活方式，防止高危因素，如增加锻炼、减肥、积极治疗糖尿病、高血压等原发性疾病。如睾酮分泌不足引起的原发性睾丸疾病，或继发于垂体、下丘脑疾病以及中老年迟发性性腺功能障碍等，可采取睾酮补充治疗；对有明显精神心理疾病的患者,性心理治疗可单独进行或配合其他治疗方式。

当以上方法仍无效时,则考虑药物治疗。目前阴茎勃起的药物治疗为高选择性磷酸二脂-5抑制剂,如西地那非(伟哥)、他答那非(希爱力)和伐地那非(爱力达)等。当药物治疗仍无效时,可考虑真空负压装置疗法或者阴茎海绵体药物注射疗法。真空负压装置疗法即阴茎根部放置负压环阻止血液回流,负压作用于阴茎海绵体,吸引血液进入阴茎,使阴茎被动勃起。阴茎海绵体药物注射疗法即将前列腺素、罂粟碱、酚妥拉明等血管扩张药物注射阴茎海绵体内,可通过局部血管扩张作用诱导阴茎勃起。对于重度ED(勃起功能障碍)还可选择阴茎起勃器植入手术治疗。

51. 腰痛就是肾虚吗?

很多人都会把腰痛跟肾虚等同起来,认为腰痛就是肾虚了,因此进食大量补肾的食物和药物。有些人可能因此腰痛好转了,但还有一部分人却加重了,这是为什么呢?

肾虚是中医说法,是指肾脏精气阴阳不足,可分为肾阴虚、肾阳虚。肾阳虚的症状为腰酸、四肢发冷、畏寒,甚至还有水肿,为"寒"的症状,性功能不好也会导致肾阳虚;肾阴虚的症状为"热",主要有腰酸、燥热、盗汗、虚汗、头晕、耳鸣等。肾虚会导致人的免疫能力的降低。肾虚治疗重在预防,肾虚起病与恣情纵欲有关,应清心寡欲,戒除手淫;如与全身衰弱、营养不良或身心过劳有关,应适当增加营养或注意劳逸结合,节制性欲。肾虚多为积累成疾,切不可以用急于求成而用大补之药进补,应慢慢调理。

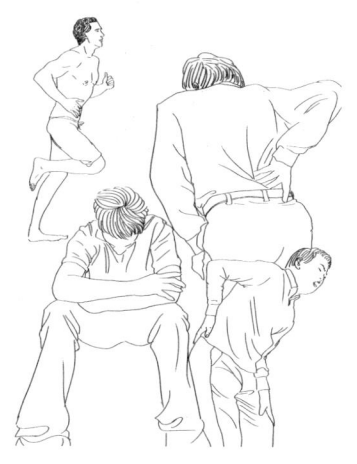

腰痛是以腰部一侧或两侧疼痛为主要症状的一种病证。引起腰痛的原因很多，有数十种，比较常见的有肾虚、腰部骨质增生、骨刺、椎间盘突出症、腰椎肥大、椎管狭窄、腰部骨折、椎管肿瘤、腰部急慢性外伤或劳损、腰肌劳损、强直性脊柱炎等。

也就是说，肾虚可引起腰痛，腰痛不一定是肾虚。腰痛是一个症状，不是一个独立的疾病，引起腰痛的原因比较复杂，所以出现持续且不明原因的腰痛，不要掉以轻心，应尽快到医院确诊，不能一味地认为是肾虚而延误疾病的诊治。

52. 精液会流完吗？

精液由精子和精浆组成，其中精子占很少的一部分，约5%，其余为精浆。精浆含有水、果糖、蛋白质、脂肪、多种酶和无机盐。精子由睾丸产生,精浆由前列腺、精囊腺和尿道球腺分泌产生。精浆是精子的营养物质。正常的精液呈乳白色、淡黄色或者无色。每毫升精液中的精子数一般在6千万至2亿个。有活动能力的精子占总数的60%以上,畸形精子占总数的10%以下。在室温下精子活动力持续3~4小时。

精液的质量容易受到各个因素的影响,较为常见的有:

(1) 不检点的生活习惯 生殖道感染首先影响精子的生成和精子的运输,造成少精症而引起生殖能力下降。生殖道感染也可引起精子活力变化,抑制附属性腺分泌,使精子的活力和数量严重下降而致不育。

(2) 吸烟与酗酒 男子对烟、酒中的毒素颇为敏感,尤其是生殖细胞更易受害。烟草中的尼古丁有降低性激素分泌和杀伤精子的作用。长期酗酒会对睾丸的生精细胞造成损害,影响精子产生。

(3) 温热环境对睾丸的损害 睾丸是产生精子的器官,阴囊处于高温状态,就会影响睾丸的生精功能。

(4) 饮食不当 营养缺乏,如维生素A缺乏,可导致生精上皮不长;B族维生素缺乏,可影响垂体功能,降低生育力;微量元素锌和镁的缺乏也会对精子的生成及活力产生影响。

前列腺、精囊腺和尿道球腺就如同我们的唾液腺一样,若有适当的刺激即能产生精浆,因此精液并不会流光。但是,睾丸产生精子有一定的周期,目前推测人类的精子发育到成熟必须经过4个周期,大概需要64天。因此，并不是每次的精液中都包括大量的精子，这就是为什么采集精液前必须停止性生活2～7天，并且不得有自慰、梦遗等情况。

53．反复发生的龟头红点是怎么回事？

经常会碰到一些患者，龟头上长了一些红点，非常紧张，总担心是不是得了性病。其实并不是这样，龟头上长了红点最常见于龟头炎。

龟头炎是龟头黏膜的炎症，可因各种病原体感染、局部刺激等因素引起，表现为局部红斑、肿胀，伴有瘙痒，有时还会出现糜烂和渗液。最常见的诱因有：

（1）包茎或者包皮过长　包皮过长或者包茎，阴茎头长期包裹在包皮里，在日常清除时必须用手上翻才能露出来。尤其是包茎患者包皮无法上翻，长期患上龟头炎。

（2）不注意局部卫生　如果不注意局部卫生，男性的包皮皮脂腺分泌物就容易长期积存在包皮下形成包皮垢，容易诱发龟头炎。

（3）手淫过频　手淫的动作太过粗暴会使得包皮损伤，这些损伤很容易受到细菌污染，长期就会诱发龟头炎。

反复发作的龟头炎，不仅会继发泌尿系统器官的感染，还会危害生殖系统健康，导致不育。因此，我们要采取有效的措施预防，积极治疗龟头炎。首先，要去除刺激因素，如包茎患者行包皮环切术，注意局部卫生；其次，戒除手淫的不良习惯，当龟头出现炎症糜烂、渗出时，可以用3%硼酸液湿敷；最后，要针对不同病原体，采取有效抗感染治疗。

54. 龟头及包皮内侧的白色污垢是怎么回事?

很多包皮过长的男性朋友会有困扰,包皮内侧总是出现一些白色的污垢,洗干净了过1~2天又会出现,不痛不痒,老是觉得不干净。这些白色的污垢其实是"包皮垢"。

正如各部位皮肤会分泌皮脂一样,包皮的皮脂腺也会分泌皮脂。由于包茎或包皮过长使包皮不能向上翻起,因此,这些皮脂便积聚在包皮的内面与阴茎头之间的空隙中。同时,尿液也会渗入这个空隙,与这些皮脂发生化学反应,变成了包皮垢,并产生奇臭。长期积存的包皮垢会变成坚硬的块状,让人误认为是生了什么"瘤子"。

包皮垢还是有一定危害的。它可以导致包皮与阴茎头经常发炎,长期炎症刺激,会造成阴茎局部组织细胞变性、恶化;造成一个阴茎头部恶劣的环境,可形成癌前病变,并容易转化成阴茎癌。

如何应对包皮垢呢?注意个人卫生,经常清洗包皮。一般用清水清洗就可以了,最好不用洗涤剂,因为其对包皮是有刺激的。如包皮过长要及时治疗,必要时作包皮环切术。在包皮垢的长期刺激下,包皮龟头有可能出现红肿、疼痛等症状,一旦出现这种症状应及时到医院泌尿外科检查治疗。

55. 反复包皮裂口是怎么回事?

包皮裂口的引起原因有两种:一是由于包皮过长,包茎因长期的尿液、包皮垢的慢性刺激,可诱发包皮龟头炎,使包皮黏膜水肿、充血、糜烂、破裂,反复交叉感染。二是由于夫妻性生活反复摩擦包皮,易使之水肿,动作激烈时更明显,甚至发生包皮嵌顿,在夫妻性生活时易出现裂伤和出血。

包皮裂口同时还会因为尿液残余不易排尽,往往积聚在包皮内与脱落的细胞及黏液或细菌等,在温暖湿润的环境下形成包皮垢。或长时间没有彻底清洗,会刺激龟头形成包皮龟头炎、包皮结石,包皮色素脱落后形成的白斑病。若长期存在,会导致炎症,免疫功能低下,诱发阴茎癌;若有不洁夫妻生活者,还易染上淋病、尖锐湿疣等性传播疾病。

然而,出现了包皮裂口的患者也不用担心,包皮手术可以说是男科手术的"小儿科"。目前推出的各种包皮手术,都已经很成熟了,基本上实现了时间短、恢复快、术后外观好的目标,术中、术后的痛苦也很小。但由于手术是在敏感部位实施的,所以在术前麻醉时,患者的疼痛感比较强烈,而这也正是包皮患者不愿意接受手术最主要的原因。其实,它只是很简单的手术,门诊即可施行。

56. 包皮过长一定要手术吗?

包皮过长是指阴茎皮肤包裹龟头,使龟头不能完全外露;若阴茎勃起时龟头可外露,则称为假性包皮过长,而阴茎勃起时龟头不可外露,称为真性包皮过长。所谓包茎,是指包皮完全包裹龟头,龟头任何时候都不能外露。包皮过长若能经常清洗,保持包皮腔清洁,可不处理;若有反复感染,可行包皮环切术;而包茎者则需手术治疗。包皮过

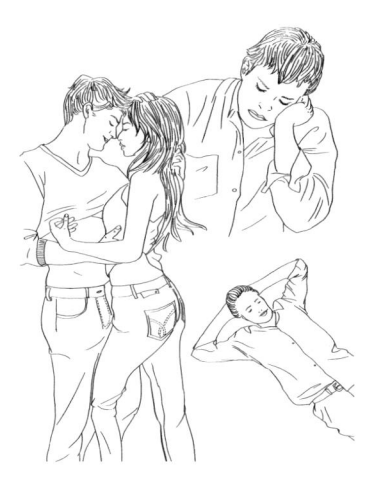

长和包茎容易造成一些不良影响,如感染、嵌顿水肿、阴茎癌、早泄等。

那么,是不是所有的包皮过长患者都需要手术呢?答案是否定的。

一般认为对于 20 岁以下男性,尽可能不手术治疗,因为无论谁手术,都会有手术瘢痕,影响外观美感,但对功能影响不大。处于发育过程中的男性,若包皮切除过多,影响阴茎的勃起,甚至疼痛、弯曲。但若是包茎,建议尽早手术治疗,在青春期之前手术即可。

20 岁以上男性,阴茎发育成熟,若反复出现包皮炎,可手术切除部分包皮,达到治愈炎症的目的。若阴茎完全勃起,仍有包皮覆盖,可手术切除部分包皮。

对于阳痿、早泄的患者,只要不是原发的,不建议行包皮环切术及阴茎背神经切断术,因为这样会加重患者心理负担,手术不起作用,反而会加重病情。若是功能性的,主要靠心理调节,不要靠手术治疗。

57. 睾丸一高一低是怎么回事?

有些男性朋友在洗澡时会发现自己的阴囊不对称,睾丸"一高一低",这种现象到底正常不正常?是怎么回事呢?

其实,如果睾丸一高一低,差异不大属于正常的现象,通常垂得比较低的是左侧。但是,当出现以下这些情况时,就要特别注意了:

(1) 睾丸垂得低,有坠胀不适感,并且能在阴囊内摸到蚯蚓样团块。这种现象多见于"精索静脉曲张"。精索静脉曲张是青年男性的常见病,通常见于左侧,称为原发性精索静脉曲张。有些中老年男性如果出现精索静脉曲张,就要特别注意是否有腹膜后肿瘤(如肾肿瘤、淋巴瘤等)的可能。

(2) 一侧睾丸位置特别高,质地特别软,甚至有时摸不到,这种情况多见于"隐睾"。睾丸通常在 2 周岁以前都能下降到阴囊内。隐睾是一种常见的先天性畸形,是各种原因导致的睾丸未能下降到阴囊内。长期隐睾会导致患侧睾丸萎缩,质地变软,由此导致睾丸生精和内分泌功能障碍,会对一生造成影响。因此出现上述情况应该及时到医院检查。

(3) 一侧睾丸在短期内变大。应该警惕睾丸肿瘤的可能,通常患侧睾丸会在短期内变大,摸上去"沉甸甸"的。睾丸肿瘤可以早期出现盆腔淋巴结转移,因此睾丸在短期内变大时要尤其警惕。

58. 自觉睾丸疼痛不适但摸着却不痛是怎么回事？

很多人经常会碰到睾丸疼痛的情况，但自己细细去摸却又不觉着痛，这种情况最常见于两种疾病：

（1）精索静脉曲张　精索静脉曲张是精索内蔓状静脉丛的异常扩张、伸长和迂曲。因为静脉曲张，血液淤积，可伴有坠胀感、隐痛、不适等症状，触摸一般不会疼痛，但有时能摸到蚯蚓状团块。久站、步行后症状可加重，平卧后可缓解或消失。精索静脉曲张是男性不育的首位原因，在原发性不育症患者中占 35%，继发性不育患者中占 50%～80%。主要原因包括：精索静脉曲张可使睾丸温度升高，导致生精障碍，睾丸间质细胞合成睾酮减少；精索静脉曲张造成的静脉血回流不畅可导致睾丸淤血缺氧，使静脉压增高，诱导生殖细胞凋亡；精索静脉曲张患者肾上腺回流的血液可沿精索静脉逆流，同时肾上腺和肾脏分泌的代谢产物如类固醇、儿茶酚胺、5-羟色胺等可影响睾丸血运，对睾丸的代谢造成不良影响。目前精索静脉曲张的治疗主要依靠手术。

（2）前列腺炎　前列腺炎是多种复杂原因和诱因引起的前列腺的炎症。主要表现为骨盆区域疼痛，可见于会阴、睾丸、阴茎、肛周部、尿道、耻骨部或腰骶部等部位。排尿异常可表现为尿急、尿频、尿痛和夜尿增多等。前列腺炎危害巨大，主要由于前列腺炎反复发作，容易迁延不愈。而且，长期慢性疼痛会使患者生活质量下降，并可能有性功能障碍、焦虑、抑郁、失眠、记忆力下降等。前列腺炎治疗应采取综合治疗，具体要根据前列腺炎分型采取相应的治疗方法。

59. 突发睾丸肿痛是什么病？

很多人都有过突然出现睾丸疼痛的经历，有时候还会在夜间睡眠时出现，但过一会儿就好了。这是什么原因呢？这是因为控制睾丸的肌肉，医学上称为提睾肌，发生了痉挛。当痉挛缓解后，疼痛也就消失了。但是，如果长时间痉挛或痉挛程度严重，就会出现睾丸扭转，时间久了甚至会出现睾丸坏死。

睾丸扭转多在剧烈运动后发生，也常在睡眠中发生，主要由于提睾肌功能活跃。由于精索扭转，睾丸血运会出现障碍，如不及时治疗，可致睾丸坏死。在睾丸扭转的诊断中，彩色多普勒超声技术的运用是关键。患侧睾丸内血流信号明显减少或消失是睾丸扭转的可靠指标，其特异性和敏感性可达90%以上。但当睾丸扭转度数较小，扭转时间较短，静脉回流受阻，动脉血流无明显变化或减少不明显，彩超诊断较为困难。此时应及时动态观察，不可过分依赖一次检查而放弃手术或错过手术时机。

目前研究已经证实，发病6小时内行手术治疗，90%的患者睾丸可以存活，12小时后手术约50%的睾丸可以存活，24小时以后手术几乎100%切除睾丸。另外，睾丸扭转角度也关系其存活率，一般认为扭转大于360°，睾丸切除率高。因此，挽救睾丸的关键是早诊断、早治疗，最大程度保留睾丸功能。治疗原则宁枉毋纵，当怀疑有睾丸扭转应急诊行探查手术，行睾丸复位和固定术，而且应同时行对侧睾丸预防性固定术。当睾丸已坏死，则需行患侧睾丸切除术。

60.喝酒或吃了辛辣的食物后小肚子胀痛正常吗?

很多人喝酒或吃了辛辣食物后觉得小肚子疼痛,以为是胃不好,自己就随便吃点胃药,不把它当一回事,还是跟以前一样大吃大喝。其实,情况并不一定是这样,经常喝酒或吃了辛辣食物后出现小肚子疼痛,可能是发生了前列腺炎。

饮酒容易扩张脏器血管,增加血液的灌注量,从而使得前列腺充血,引起前列腺炎。大葱、生蒜、辣椒、胡椒等刺激性食物,虽然能增加菜肴的口感,但是也能引起血管扩张和器官充血,造成前列腺炎的发生。前列腺炎危害非常大,不仅会影响男性性能力,造成内分泌失调,还会使人生活质量受到影响。因为患上前列腺炎后会并发尿路刺激症状,包括尿频、尿急、尿不尽等多种现象,使得患者经常情绪失控,焦躁不安,从而影响到

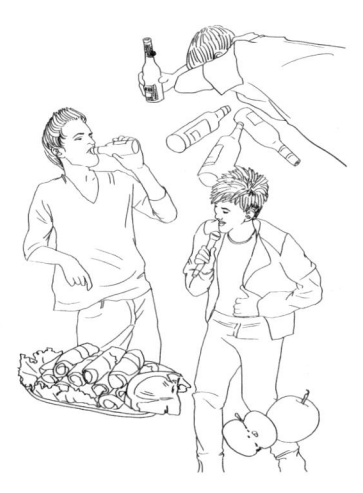

男性的正常生活与工作。

前列腺炎患者饮食要求非常讲究,不仅不能饮酒,不能吃辛辣食物,而且有些肉类也是不能吃的,如狗肉、牛肉、羊肉、海鲜等。这些肉类食品多被认为是壮阳、增强活力的佳肴,但是也容易引起前列腺充血,造成前列腺炎。

前列腺炎患者要多吃富含锌类食物,推荐苹果汁,因为苹果汁比很多含锌高的药物更具有疗效,且具有安全、易消化吸收、更易为患者接受的特点。

61. 为什么久坐后会觉得会阴部不适?

男性职场白领是最容易出现久坐情况的群体,他们长期坐在办公室,活动时间极少。这一类群体中很多人都会出现会阴部不适的情况。

久坐容易引起下半身局部不透气,影响血液循环,导致前列腺腺管阻塞,腺液排泄不畅,因而造成了前列腺慢性充血,引起前列腺炎。尤其是坐在汽车的软椅上,臀部深陷其中,阴囊受挤压,使静脉回流不畅,阴部血液的微循环受阻,更容易发生前列腺炎,严重时还可引起精索静脉曲张,睾丸下坠,下腹部钝痛。而且前列腺炎非常容易反复发作,长期处于这种状态,会造成神经衰弱、全身乏力、尿频、尿不尽等症状,严重影响生活质量。

久坐缺乏运动还会导致勃起功能障碍,长期腰骶及会阴部不适,容易使男性产生心理压力,担心自己性功能出了问题,这些精神因素容易使人性欲降低,出现性功能障碍。加上前列腺炎患者的前列腺容易合并感染,性兴奋时

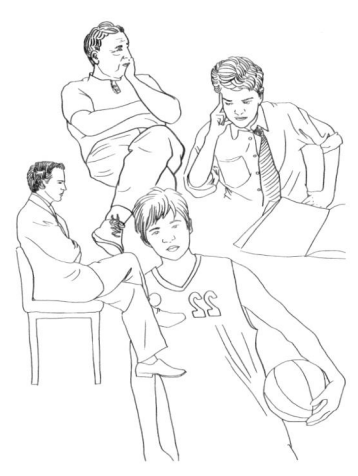

前列腺充血,可致局部疼痛加重,产生早泄和射精痛,从而对性生活产生恐惧感。

久坐还会让睾丸新陈代谢产生的有害物质排泄不畅,有害物质积聚使睾酮分泌减少,引起性功能障碍和男性不育症,甚至发生睾丸坏死。据了解,勤于运动的男人发生勃起障碍的可能性,只有习惯久坐男人的1/2。

62. 排便时尿道口有黏液滴出需要治疗吗?

有些年轻男性在大便时,尿道口经常有白色或半透明黏液流出,他们往往会十分紧张,认为是不是得了什么"性病"?是不是"遗精"?这到底是怎么回事呢?

这种症状称为"滴白",这是患了慢性前列腺炎的信号,流出的白色分泌物为前列腺液。

男子尿道是排尿与排精的共同通道，大便时紧连肛门的直肠前面正好是精囊和前列腺，排便时直肠会产生强烈的蠕动，加上粪便通过时对肠壁的挤压与摩擦，于是"囤积"在精囊与前列腺的分泌物有一部分被挤入尿道而滴出。小便时腹内压力增加，会阴部的肌肉及膀胱括约肌收缩，压迫了前列腺，也会使前列腺液从尿道滴出。

那么，"滴白"需要治疗吗？

几乎50%的男性一生中曾经有过慢性前列腺炎的症状，其中90%的慢性前列腺炎不是病原体感染引起的，而是由于一些化学性炎症导致的。也就是说，大部分的慢性前列腺炎不是细菌、病毒感染引起的。因此，这部分患者最好的治疗就是生活调理，主要措施包括：①注意饮食：忌酒、辛辣食物。②生活规律：不久坐，多运动，不熬夜，生活规律(也包括性生活)。当然，也可以通过一些理疗方法(比如说热水坐浴促进局部血液循环)、药物治疗(调节前列腺液分泌)等治疗。少部分有病原体感染的慢性前列腺炎需要抗菌素治疗。

因此，发现"滴白"不能不重视，但也不必过于紧张，必须到正规医院检查后针对性地治疗。

63. 前列腺炎能"除根"吗？

随着医疗卫生知识的普及，前列腺炎逐渐被大众所熟知，而前列腺炎目前给大家的印象就像糖尿病、高血压等慢性病一样，无法根治，看不好的。事实真的是这样吗？

前列腺炎是多种复杂原因和诱因引起的前列腺的炎症，临床上以尿道刺激症状和慢性盆腔疼痛为主要表现的疾病。前列腺炎分型非常重要，不同的分型治疗完全不一样。前列腺炎目前最新分型，分为四型。Ⅰ型：急性细菌性前列腺炎。Ⅱ型：慢性细菌性前列腺炎。Ⅲ型：慢性前列腺炎和慢性骨盆疼痛综合征，它是前列腺炎中最常见的类型，约占慢性前列腺炎的90%以上。Ⅳ型：无症状性前列腺炎，无主观症状，仅在有关前列腺方面的检查时发现炎症证据。

Ⅰ型

Ⅰ型前列腺炎的抗生素治疗既是必要的也是紧迫的。开始时经静脉应用抗生素，待患者的发热等症状改善后，推荐使用口服药物，疗程至少4周。

Ⅱ型和Ⅲ型

（1）一般治疗　健康教育、心理和行为辅导有积极作用。患者应戒酒，忌辛辣刺激食物；避免憋尿、久坐，注意保暖，加强体育锻炼。

（2）药物治疗　最常用的药物是抗生素、α受体阻滞剂、植物制剂和非甾体抗炎镇痛药，其他药物对缓解症状也有不同程度的疗效。

（3）其他治疗　前列腺按摩：前列腺按摩可促进前列腺腺管排空并增加局部的药物浓度，进而缓解慢性前列腺炎患者的症状。必须指出，此方法Ⅰ型前列腺炎患者禁用。热疗：主要利用多种物理手段所产生的热效应，增加前列腺组织血液循环，加速新陈代谢，有利于消炎和消除组织水肿，缓解盆底肌肉痉挛等。短期内有一定的缓解症状作用，但长期效果不明确。未婚及未生育者不推荐使用。

Ⅳ型

一般无需治疗。如患者合并血清PSA升高或不育症等,应注意鉴别诊断并进行相应治疗。

前列腺炎无法治愈的印象主要是因为大家认为炎症只要吃抗生素就应该能治愈,但却往往无法痊愈。其实对于前列腺炎,首先要明确分型,只有明确前列腺炎的诊断分型,采取相应的措施,才能彻底战胜前列腺炎。

64. 阴毛处反复瘙痒是病吗?

很多人曾遇到类似头疼的事情,每到夜里就强烈感觉到阴毛部位皮肤瘙痒,而且是阵发性反复发作的,每天洗澡,换内裤,但瘙痒的症状不但没有减轻,反而更加严重,且波及的范围更大了。有时痒得特别厉害,就忍不住用力搔抓,阴毛部位的皮肤上红色抓痕一道道的。这种情况很有可能是"阴虱"引起的。

阴虱一般只寄生在人体阴部的阴毛上面,很少寄生在其他部位,临床上也有少数病例报道在腋毛、眉毛、头发发现阴虱的,但实在少之又少。

阴虱成虫大约可以存活30天,阴虱卵经过6~8天的孵化成为幼虱,幼虱再经过15天左右变成成熟阴虱而有繁殖能力。阴虱可通过性交时,阴部阴毛的相互接触直接传染,也可通过内裤、衣物、床单、浴巾等间接传染。

阴虱病是完全可以预防的。首先应当避免不洁性接触史,即使戴安全套也不能避免被阴虱传染(戴套只能保护有限的局部,而不能避免阴部阴毛的接触);出差旅游尽量选择卫生条件比较好的旅馆，在外住宿尽量避免裸睡，应穿睡衣为宜；洗浴或游泳时，将自己的衣物尽量放置在包内或塑料袋内，并将拉链拉好或将塑料袋口系好，不要随意将衣物放置在衣物柜内。

当然，不是所有的阴毛处瘙痒都是阴虱病引起的，疖疮、阴囊湿疹、蛲虫病、蛔虫病、过敏、皮炎、癣等，都可能在会阴部、肛门周围出现瘙痒症状。所以，一旦出现上述情况，及时到正规医院就诊，才是正确的处理方法。

65．怎样才是规律、和谐的性生活？

任何一对夫妻都希望获得和谐的夫妻性生活，因为和谐、适度、科学的性生活能使夫妻双方保持良好的精神状态，促进家庭幸福。那么，到底什么样才是和谐的性生活呢？

男女性功能差别

(1) 男性性欲较强烈、旺盛，随时可以引起性兴奋；女子的性欲相对较弱，性兴奋和月经周期有关（一般在排卵期前后和月经前期性欲较高）。

(2) 男性性冲动出现较快，进入快感高潮迅速，性欲消退也较快；女性性冲动发生较慢，性欲消退也较慢。

(3) 男性性欲易集中于性器官，性交欲望甚高；女性性欲表现较为广泛、复杂，包括谈笑、温存、爱抚等方面，达到一定兴奋后，才有性交要求。

最理想的性生活是双方同时到达高潮或让女方先达高潮，男方再行射精。女方到达高潮后并不影响性交继续进行，而且和男性迥然不同的是，女性可在短时间内再现快感高潮。

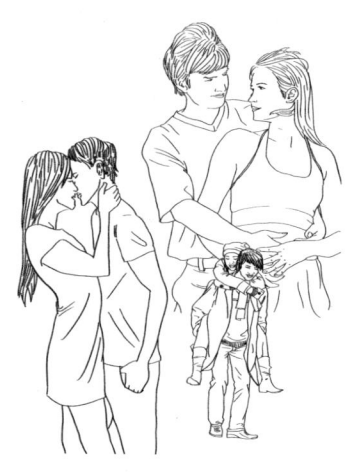

性交频率

性交次数究竟多少才算适当,这是一个较难回答的问题。性欲的强弱各人不同,即使同一个人也受年龄、体质、性格、职业、气候、环境、情绪等多种因素的影响。因此,性生活的次数不能机械地规定,而要根据双方具体情况适当调节。新婚期间,性欲比较强烈,性交次数比较频繁。婚后头几个月,一般每周3~5次。随着年龄的增长,会逐渐减少到每周2~3次。身体较差的人,次数则更少些。夫妻久别重逢,往往性交较频,这是人之常情,但也要适当节制。

性并不是一个开不了口的话题,只有用科学的态度去审视它,你才是真正对自己的健康负责!

66. 阴囊肿大怎么办?

许多青年男子因发现阴囊肿大而惧恐不安,担心自己患了癌症。其实,阴囊肿大的原因很多。引起阴囊肿大究竟都有哪些疾病呢?

我们知道,人体的阴囊里生长着睾丸、附睾、精索等组织器官,它们发生病变会产生阴囊肿胀,由于这些组织器官原本就生长在阴囊里,我们将这类病变称为**真性阴囊肿胀**。不在阴囊里的组织可以坠落或者流入阴囊产生阴囊肿胀,由于这些组织原本并不存在于阴囊之中,我们将这类病变称为假性阴囊肿胀。

真性阴囊肿大部分发生在阴囊里,大多呈圆形或者椭圆形肿物,与腹股沟(大腿根部)没有牵连。常见的疾病是睾丸鞘膜积液、附睾囊肿,这些疾病一般病程较长(通常在6个月以上),而且当肿大不明显时没有症状。此外,一些感染性疾病也会引起阴囊肿大,比如急性附睾炎、睾丸炎等,这类疾病通常在阴囊肿大的同时伴有剧烈疼痛。

假性阴囊肿物系因腹腔内容物通过腹股沟区进入阴囊,因此外观多呈梨形。通常见于男性腹股沟斜疝(幼儿时多见于交通性鞘膜积液或先天性腹股沟斜疝)。特点是肿块时有时无,平躺时可以消失,而当站立、奔跑、增加腹压时又会出现。

自我检查时,用大拇指和示指捏紧阴囊根部,若两指间仅隔着皮肤则可确认为真性阴囊肿胀;若两指之间较厚,除皮肤之外还有其他组织,则应考虑为假性阴囊肿大。阴囊肿大又可分为囊性或实质性病变,鉴别方法为:将轻薄纸张卷成筒状下端紧贴阴囊从上端观察,如果看到血红色的亮光，称为透光试验阳性，说明肿物中为液体；如果光线不能穿透肿物，从对侧看不见光线时，称为透光试验阴性，提示肿物为实质性。

通过了解以上的知识，我们应当可以自我检查和进行鉴别了吧。

67. 附睾为什么会发炎？

附睾隐藏于阴囊之内，攀附于睾丸之上。为什么会容易发炎呢？这主要是附睾的解剖结构所决定的。附睾分头、体、尾三部分，尾部形成附睾管。附睾管向上延续成为输精管，输精管进一步通过前列腺与尿道相通。因此，尿道、前列腺或精囊处的细菌均可通过此通道侵入附睾引发炎症，尤其当患者抵抗力下降时，更容易引起附睾炎症。患者阴囊部位突然疼痛，附睾肿胀，触痛明显，可伴有发热，附睾硬结等。附睾的炎症可影响精子成熟，使其受精能力下降；炎症也可致附睾管堵塞，影响精子的输出。

附睾炎治疗上包括：

（1）一般处理　卧床休息，抬高阴囊，应用阴囊托或自制较大的带棉花垫的阴囊托均可。疼痛加重者可用止痛药，局部热疗可缓解症状，并可促进炎症消退。但是，过早使用热疗可加重疼痛，并有促进感染扩散的危险，所以早期宜用冰袋局部冷敷。应避免性生活和体力劳动。

（2）药物的应用　选择对细菌敏感的抗生素，通常静脉给药1～2周后，口服抗菌药物2～4周，警惕急性炎症迁延不愈转为慢性的可能。

（3）手术治疗　目前附睾炎在有效的抗生素治疗后一般均能得到好转。但若抗生素治疗无效，疑有睾丸缺血应行附睾切开减压术，纵行或横行多处切开附睾脏层鞘膜。

68.手术延长阴茎可取吗？

随着社会的进步，大家对性生活的质量要求也越来越高。各类型阴茎方面的手术也逐步走入大众的视野，如阴茎延长术等。阴茎延长术是根据不同男士的生理特点和延长需求，取适当位置切断阴茎上的浅悬韧带和深悬韧带，使埋藏在体内的那段阴茎海绵体分离出来，采用内填外拔的缝合技术，使阴茎体外部分延长3～5厘米。

阴茎延长术有其优点，但在决定手术以前，一定要深思熟虑。

（1）不是每个人都需要手术。成年男子阴茎发育不良，充分勃起后长度不足10厘米且不能满足女方性需求者；或是阴茎大部分缺损，勃起时长度一般仅为3～5厘米者，可做阴茎延长手术。

（2）治疗一定要到正规的男科医院或者有资质的大医院。医院内应有高标准、专用的设备，避免或者减少术前、术后的院内交叉感染。

（3）有包皮、阴茎头炎症的患者，需提前进行治疗，炎症消退后再行手术。

阴茎延长术是现代医学的小手术，但却是男人的大问题，良好的效果和术后恢复对男性的生活和工作有着重要的影响。可是，如果术后护理工作做不好，则可能会导致手术没有效果甚至损伤海绵体、阴茎背动静脉、阴茎深静脉、阴茎背神经等重要解剖结构，造成男性性功能无法恢复正常状态，因此手术选择一定要慎重。

69. 阴茎背神经阻断术真的是万能的吗？

随着生活水平以及人们对性生活要求的提高，阴茎背神经阻断术正逐步走入人们的视野。

阴茎背神经阻断术主要应用于原发性早泄患者，原理是通过选择性阻断阴茎背神经，降低阴茎头部感觉神经兴奋性的增高，提高阴茎感觉阈值，降低阴茎海绵体肌的反射，减少性刺激的输入，达到延长射精潜伏期的作用，间接地提高射精控制能力。术后预防性应用抗生素2～3天，术后一般一月后可以行性生活。

阴茎背神经阻断术对于原发性早泄患者效果较为显著，尤其是因为长期包皮过长，掩盖龟头，使得龟头黏膜的神经感觉过于敏感，造成早泄的患者。但手术毕竟是一种创伤性治疗，存在手术风险，如损伤周围组织，或者损伤神经主干，从而加重性功能障碍。而且，并不是所有的早泄患者均能从此手术中获益，尤其是因为高血压、糖尿病等继发性早泄患者。

阴茎背神经阻断术给早泄患者带来了一种全新的治疗方法，但该手术问世时间并不长，手术尚未完全普及，能熟练操作此手术的医生更是凤毛麟角。因此，一定要慎重选择。

四、生育篇

男性健康百问

70. 生育前应该做哪些准备？

拥有一个健康的宝宝是每一个家庭的愿望。有些人觉得将来出生的宝宝是否健康完全取决于先天基因，是无法改变的，其实不然，父母后天的因素同样能起至关重要的作用。因此，夫妻双方在决定生育前需要做好充分的准备。

(1) 饮食方面　远离对精子有害的物质，少喝酒，少吃肉类；不抽烟，烟草中的有害物质对精子有明显的毒副作用，因此必须戒烟，越早戒越好。多吃对精子有益的食物。目前研究表明防老化的营养成分中，包括维生素C、维生素E、锌、硒等都有助于精子的健康成长，这些营养成分主要含在水果和蔬菜中，特别是绿叶蔬菜、坚果。多吃鱼，鱼类中丰富的脂肪酸同样对精子细胞的健康成长至关重要。

(2) 生活习惯　多注意休息和锻炼，提高身体体质，从

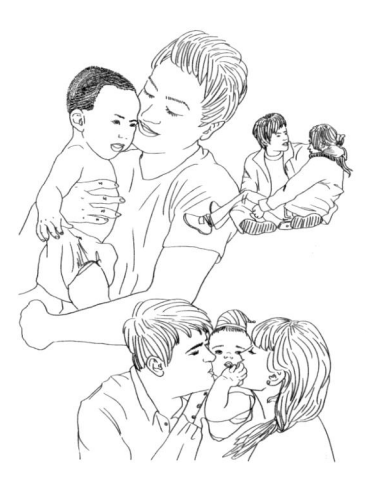

而提供高质量的精子。体重控制在标准范围内可以提高精子的质量,而超重的男性更容易受到不育症的困扰,同时身体过度的肥胖可导致腹股沟处的温度升高,从而对精子的成长带来损害。适度锻炼,但不宜剧烈的运动,因为剧烈的运动也能使睾丸的温度升高,进而对精子造成伤害。精子成长需要一个凉爽的环境,一切容易让阴囊温度升高的行为均不可取,如去桑拿房和蒸汽浴、长时间骑自行车、经常穿紧身裤等。

(3) 心理方面 精神压力过大也对精子的成长有负面影响。因此,平常生活中要学会自我调节,同时找些能够让自己放松的事情来做,如出去散散步、痛快地洗个澡、享受性生活等,都是有益的。

71. 哪些情况下要去做专业的育前检查?

育前检查是指夫妻准备生育之前到医院进行身体检查,以保证生育出健康的婴儿,从而实现优生。男士育前检查和女士一样重要。

家族中有明显的遗传病患者,需要专业的育前检查。然而,有的父母看上去跟正常人一样,却是某种遗传病基因的携带者,虽然自身没有发病,但很可能将这一遗传病传给他们下一代。例如白化病的患儿,他的父母表现同常人一样,但是孩子却表现出皮肤白皙、毛发淡黄和智力发育障碍。这类患者也需要专业的育前检查。

膀胱炎、肾盂肾炎是妇女常见病,且怀孕后由于受到激素的作用,输尿管增粗、蠕动减弱、尿流缓慢等因素的作

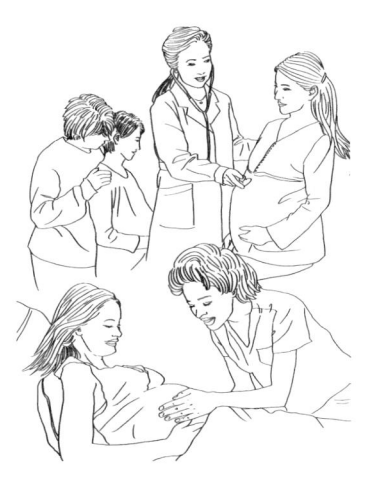

用,孕妇也易发生肾盂肾炎。这类患者一定要经过正规治疗,彻底治愈后才能妊娠。彻底治愈指尿路刺激症状消失,复查尿常规正常,且体温平稳3天。

肾功能的检查也是育前检查的一部分。怀孕后由于孕妇及胎儿的代谢产物增多,血容量也增加,肾脏的负担加重。肾脏的血流量及肾小球的滤过液在孕早期亦增加,并且在以后的孕期均保持在高水平,因此会加重肾脏的病变。肾脏病变对于母体内胎儿的发育也有影响,严重者可出现胎儿发育迟缓,也可能出现流产、死胎。因此,在患肾脏疾病时,无论在什么时候,均应积极治疗,针对不同的肾脏疾病采取不同的治疗方法。一定要在肾功能已经恢复正常,且尿化验蛋白仅微量或偶尔出现一个"+",血压稳定时,才可以考虑妊娠。

72. 精液不液化有危害吗?

精液刚射出时呈液体状态,但随即立刻凝固成胶冻状,经10~20分钟就液化成水样液体,此过程称为精液的液化。如超过30分钟仍呈胶冻状,则称为精液的不液化。不液化的精液,在显微镜下可见精子凝集成团,就像人在泥浆里游泳一样寸步难行,不能活动或者只能缓慢蠕动。此种精子在女性生殖道内的运动明显受到阻碍,精子不可能上行进入子宫颈管、子宫腔及输卵管,不能与卵子相遇。因此,不能使女方受孕。

精液的凝固与液化主要由前列腺和精囊腺分泌的液化因子和凝固因子来平衡调节。当前列腺出现问题时,例如前列腺的炎症或分泌功能障碍,就会导致精液不液化。

精子不液化重在预防:

(1) 远离射线 射线是一种辐射污染,危害也是不可小视的,受放射线大量照射可引起精子染色体畸变。

(2) 多参加锻炼 研究表明,男性身体过度肥胖,会导致腹股沟处的温度升高,损害精子的成长,从而导致不育。因此,体重控制在标准范围内可以提高精子的质量。

(3) 多吃绿色蔬菜 绿色蔬菜中含有维生素C、维生素E、锌、硒等利于精子成长的成分。

(4) 放松心态 精神压力过大也对精子的成长有负面影响,所以男性应适当放松自己。

(5) 戒烟戒酒 有数据显示,吸烟、饮酒是精子数量、质量下降的最主要原因。

对于已经明确诊断的精子不液化患者,需要针对病因治疗。如精液液化异常者伴有前列腺炎等生殖道感染性疾病，则需要进行抗感染治疗，同时配合改善前列腺分泌功能的药物，是改善精液不液化的根本办法。对于一些难治性患者，则需要将精液在体外先进行预处理，然后行人工授精受孕。

73. 精液常规报告怎么看？

很多婚后不育的男性会到医院检查精液常规。精液常规报告该怎么看呢？

(1) 精液量　正常人的每次射精量2～6毫升，1～2毫升为可疑异常，少于1毫升或大于7毫升均为异常。精液量测定与禁欲时间有关，禁欲时间长，精液量相对较多，一般以禁欲3～7天为宜。

(2) 精子密度　一般以每毫升精液中的精子数表示。正常人的精子密度为2千万～1.5亿／毫升。少于2千万／毫升者，为少精子症；大于2.5亿／毫升的，为多精子症；如果多次检查或经离心后检查在精液中没发现精子，则为无精子症。以上三者均为不育因素。

(3) 畸形率　正常精子头部为扁椭圆形，尾部长而弯曲，类似蝌蚪。但有的精子头部为尖头、大头、双头，体尾部粗短、分叉、双尾等异常，如果这些畸形精子超过30%，则称为畸形精子症，可造成不育。

(4) 液化时间　正常精液射出后，在精囊凝固酶的作用下变为胶冻状，5～30分钟后变为不太黏稠的液体状。如果超过半小时不液化，则为精液不液化，精子不能自由活动，从而导致男性不育。

(5) 颜色 正常精液的颜色为灰白色或淡黄色。如果精液里有血丝,变为红色或粉色,则为血性精液,镜下可见大量红细胞,常见于副性腺、后尿道的炎症,偶可见于结核或肿瘤;如果精液里含有黄色的分泌物,则为化脓性精液,镜下可见大量脓球,提示生殖道或副性腺存在炎症。

(6) 酸碱度 正常人的精液pH在7.2~7.8,过酸或过碱都不利于精子的活动和代谢。

(7) 炎症细胞 正常精液中白细胞要少于一个"+"号。白细胞增多表明生殖道或副性腺存在感染。

(8) 存活率 通常在射精后1小时内,具有活动能力的精子应不少于70%(一般为60%~80%),若少于60%则为弱精子症;若精液里的精子全部为死的,则为死精子症。

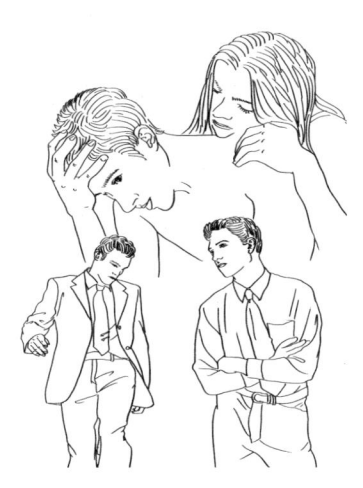

(9) 活动力 精子的活动力一般分四级。0级指无活动的精子；1级指在原地活动的精子；2级为缓慢向前曲线游动的精子；3级为直线向前游动的精子；4级为快速直线向前游动的精子。一般3级以上的精子，才有可能使卵子受精。一般要求3级+4级（有的标注为a级+b级）精子≥50%。

74. 无精子怎么办？

"不孝有三，无后为大"，在传统的中国人眼中，传宗接代是头等大事。但是，由于现在生活压力过大，加之环境污染日益加重，很多男性在不知不觉间就患上了"无精症"。

所谓"无精症"，是指所射出的精液中没有精子，临床上通常指连续3次离心镜检精液中没有精子。作为最难治的不育症之一，无精症曾给患者带来深重痛苦，也给医生带来无数困扰。无精症占男性不育症患者的15%～20%。男性无精症是引起男性不育的主要原因之一，精子有问题而造成的男性不育的原因还有少精症、死精症、精子成活率低等情况，而无精症是当前最难治的。

男人没有精子怎么办？要治疗无精症，就要对该病的病因有所了解。无精症疾病的原因如下：

(1) 输精管道阻塞 输精管道阻塞是造成无精症的主要原因之一，对于睾丸大小正常和FSH（男性促性腺激素）水平正常的患者，可通过外科手术治疗。手术效果成功与否取决于阻塞的部位，有临床研究发现附睾尾部堵塞患者的手术成功率最高可达50%。

(2) 原发性睾丸功能不全 这可能是因为遗传缺陷、睾丸未降、睾丸物理损伤、青春期腮腺炎引起的睾丸功能不全，通常致病因素不明。患有原发性睾丸功能不全的患者，通常睾丸都比较小、柔软，血浆总 FSH 升高。

（3）没有生精细胞　许多无精症男性的输精管中只含有足细胞。其原因很多，包括给予细胞毒药物、放射或胎儿期的一些因素。

所以，一旦发现无精子症，应该到专业医院做系统的检查明确病因，根据不同的病因做个体化的治疗。切勿病急乱投医，这样容易受到蒙骗，同时延误疾病的治疗。当然，也要有乐观的心态，相信随着医学的发展，很多疑难杂症都能得到有效的治疗。

75. 人工授精怎么做？

人工授精（IUI）适用于男性不孕，包括少精、弱精、死精、无精、严重尿道下裂、逆行射精以及阳痿等，是将处理过的精液通过导管放入女性生殖道内。

人工授精有配偶间人工授精和非配偶间人工授精两种。

（1）配偶间人工授精　是指用新鲜或冷冻保存的丈夫精液进行人工授精。其进行条件是：丈夫精液正常，但有难以矫治的性交障碍，精子不能达到宫腔内，而女方检查生殖道通畅和排卵功能正常。

（2）非配偶间人工授精　是指用非配偶关系的男子提供的健康、正常的新鲜或经冷冻保存的精液进行人工授精。考虑非配偶间人工授精时必须十分谨慎。需做非配偶间人工授精的前提是男方完全无恢复生育能力的希望，检查应包括睾丸活检，证实丧失生精能力，而女方生育力完全正常。

对于提供非配偶间人工授精精液者的要求，一般以年龄在40周岁以下，身体健康，无传染病、性病、精神病、内分泌紊乱、糖尿病、结核、癌肿、血液病、先天性遗传性疾病和药瘾等疾病者为宜。

人工授精必须在医院内由医务人员按照严格的检查规程在严格消毒下进行，并接受其具体指导。

所谓协助性人工授精，就是将精子或卵子取出体外，经过处理或培养成胚胎后，再植入人体内。其中，大家最熟悉的治疗就是"试管婴儿"。实际上最简单的精子洗涤合并子宫内的人工授精术，也是人工授精的一种，对于轻度的不孕症疾病，如轻度的精子活动力差，夫妻体内的抗精子抗体的自体免疫疾病，子宫颈的疾病者，施以人工授精

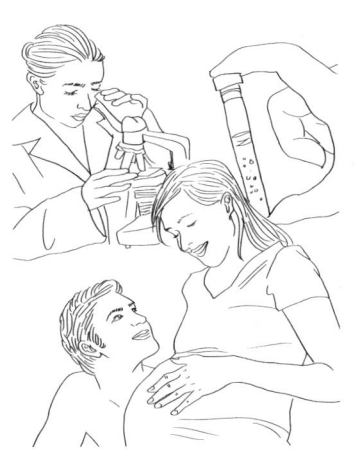

治疗每次有 20% 的怀孕率，治疗 3 次有 50% 的怀孕率。即使严重性的男性精子稀少症或无精症的患者，通过精子显微注射术也有生儿育女的机会。

76. 哪些情况下需要做试管婴儿？

不育症是男性"传宗接代"的杀手。随着医学科技的发展，有些自然生育有障碍的男性，其生育问题也有可能得到解决。"试管婴儿"是众多方法中效果较好的。男性在以下几种情况下应该考虑做试管婴儿手术。

(1) 弱精子症　正常受孕需要一定数量活动能力良好的精子。当男性精液中的精子密度或活动力良好的精子比例不够或是精子畸形率太高，无法自然受孕时，就可以求助于"试管婴儿"技术。

(2) 免疫学因素　当男性体内抗精子抗体高滴度时，可以造成精子的严重凝集、制动，损害男性的受孕能力。在这种情况下也可以选择"试管婴儿"技术。

(3) 不明原因不孕症　夫妻双方都经过了详尽的医学检查，却无法发现任何足以引起不孕的因素，称为不明原因不孕症。这种情况也可以尝试"试管婴儿"技术。

(4) 无精症　男方因为某种原因无法提供精子，还可以通过他人供精的方法，进行供精的试管婴儿助孕。

当然也有一些情况下不宜做试管婴儿：

(1) 提供配子的任何一方患有严重的精神疾患、生殖、泌尿系统急性感染和性传播疾病，或具有酗酒、吸毒等不良嗜好。

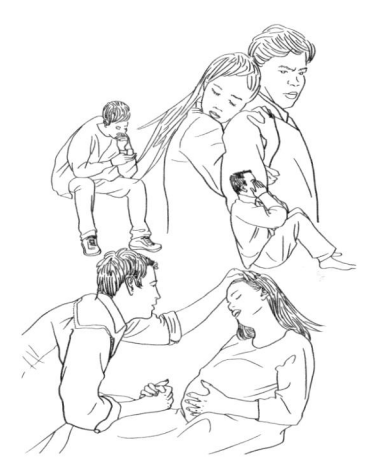

(2) 提供配子的任何一方接触致畸量射线、毒物、药品并处于作用期。

(3) 女方子宫不具备妊娠功能或严重躯体疾病不能承受妊娠。

值得注意的是,上述适应证与禁忌证也不能机械性地套用。在实施"试管婴儿"时,也应该考量双方的意愿、社会、家庭、经济因素等。

77. 什么是第二代试管婴儿?

第二代试管婴儿技术又称卵母细胞胞浆内单精子显微注射(ICSI),是在体外授精－胚胎移植(IVF-ET)基础上发展起来的显微受精技术,通过直接将精子注射入卵母细胞胞质内,来达到助孕目的,在治疗男性不育症上有着十分美好的前景。

第二代试管婴儿ICSI技术，主要适用于：①严重的少、弱、畸精子症(数目少、精子活动力低)；②不可逆的梗阻性无精子症(如输精管结扎术后复通失败、先天性无输精管、输精管后天由于感染如感染结核导致堵塞等)；③生精功能障碍(排除遗传缺陷疾病所致)；④免疫性不育；⑤体外受精失败；⑥精子顶体异常；⑦需行植入前胚胎遗传学检查的。

伴随不孕夫妇的逐步增多，通过辅助生殖技术ICSI来治疗男性不育已在全世界广泛应用，使不育男性变成生物学父亲成为现实。然而，在大多数不育男性中，其不育病因是不知道的(如原发性的)，用该技术治疗男性不育有可能将遗传疾病传给下一代。

78．反复流产都是女方的问题吗？

新婚夫妇婚后通常都会有计划地孕育爱的结晶，但是有些家庭却显得格外紧张，因为妻子反复流产。反复流产不仅给孕妇的身体带来很大的损害，而且会给家庭带来一定的经济负担，危害很大。反复流产都是女方的问题吗？答案是否定的。男性弱精子症也可能导致反复流产。

弱精是指男性的精子活力低下，而如果男性的精子中a级的精子低于25%，则是男性患有了弱精症的表现。弱精症是男性不育的原因之一，想要孩子的男性朋友应该高度地重视和警惕。很多怀孕的妇女会在妊娠期间内出现早产或者是流产的现象，这些都可能是因为精子质量不够高所造

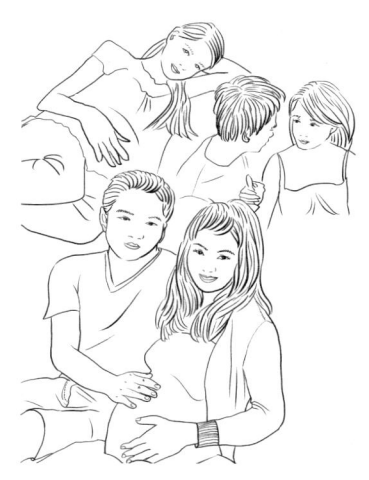

成的,所以对弱精症应该给予足够的重视。

弱精的影响危害:

(1) 影响优生优育 通常所说的优生是最优秀的精子和卵子结合,但是弱精子症的患者实现优生是很不容易的。弱精症的受孕存在一定的偶然性,即使是轻度的弱精症,精子活动能力也比正常情况下的要低,这样也就保证不了精子的质量,在这种情况下受孕,从优生的角度考虑还是有一定弊端。

(2) 影响受孕 男性患有弱精症会影响到生育情况,但并不是说不可以生育,有些患者的弱精症较为严重,而有些患者的弱精症则较轻。所以,很多的时候即使男方存在弱精症,也会顺利使得女方受孕,不过这样的受孕还是存在一定风险。

(3) 容易导致早产或流产 很多怀孕的妇女会在妊娠期

间出现早产或者是流产的现象,这些都可能是因为精子质量不够高所造成的,所以对弱精症应该给予足够的重视。

79. 精索静脉曲张会引起不育吗?

精索静脉曲张发病机制是由于精索里的静脉因某种原因出现血液回流受阻,从而出现血管壁弯曲在一起并出现扩张,进而导致精索静脉的曲张。同时可伴有睾丸因为血液不流畅而逐渐萎缩,以及睾丸温度过高导致精子生成障碍,最后直接造成男性不育的一种疾病。

精索静脉曲张引起不育主要在于对睾丸的损害上:

(1) 精索静脉曲张后,由于精索静脉内血液回流阻滞,大量残留的静脉血堆积在阴囊,可引起阴囊内温度缓慢升高,平均要高于正常阴囊内温度0.6℃,精子的产生需要比体温稍低的温度环境,过高的温度会影响精子的生成,减少精子活力。

(2) 由于睾丸内静脉血流循环途径产生血液郁滞,导致睾丸、附睾的血液循环都受此影响,循环周期较正常大为减缓,精子形成时所需的必须营养物质和氧气供应严重缺乏,而组织细胞代谢时产生的废物也难以有血液携带排出体外,这种生理环境会严重影响精子正常的产生和活动。

(3) 由于阴囊内血液循环发生阻滞,阴囊局部温度升高、睾丸的血供和氧供不足、营养物质的摄取也同时发生障碍,这样恶劣的生理环境必然影响精子的生成发育。进一步影响睾丸曲细精管内间质细胞的内分泌功能,雄激素等分泌产生紊乱,从而干扰精子正常的生成。

80. 精索静脉曲张需要手术吗？

精索静脉曲张是精索内蔓状静脉丛的异常扩张、伸长和迂曲。该病在普通男性中发病率约为20%，在不育男性中约为40%。本病多见于青壮年男性，青少年中相对较少，6～19岁青少年精索静脉曲张总发病率为10.76%。

精索静脉曲张不仅会影响到男性的生育，令患者失去做父亲的权利，同时也会对患者的生殖健康构成危害。患有精索静脉曲张疾病时，不少男性朋友会经常地出现情绪不稳定、精神不佳、失眠多梦、身体乏力等神经衰弱现象，长此以往，还会导致男性朋友出现性欲下降，性生活疼痛，阴茎勃起障碍等疾病。

对于症状较重者，则可行精索内静脉高位结扎，即在内环处结扎所有精索内静脉各支，若有遗漏常导致复发。精索内静脉结扎后，睾丸、附睾等回流的静脉血液可沿精索外静脉回至下腔静脉，或通过外环以下的皮下静脉枝回至股静脉。但在手术前后仍需用提睾带提高阴囊，以增高治疗成功概率。

81. 为什么夫妻双方都正常却几年怀不上孩子？

不孕不育的发病率现逐年上升，成为当今社会中的主要问题之一。不育不孕原因复杂，男女任何一方都可能引起不育不孕，因此一定要双方都进行全面的检查，才能找出问题所在。

女性一般常见的原因

(1) 子宫因素　约75%的子宫内膜异位症患者有不孕

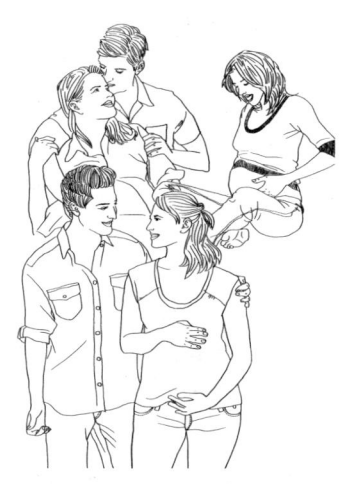

史,这是因为它会引起子宫后位粘连,活动差,也可引起输卵管粘连,导致蠕动能力下降;异位的子宫内膜可以作为一个自身抗原,引起妇女免疫功能亢进,如产生抗子宫内膜抗体;异位子宫内膜还可以产生更多的前列腺素,从而导致子宫和输卵管肌肉的强烈收缩,干扰精子与卵子的运行和孕卵的着床,因此造成不孕。

(2) 输卵管因素 卵管过长或狭窄,输卵管炎症引起管腔闭塞、积水或粘连,均会妨碍精子、卵子或受精卵的运行。输卵管疾病可占女性不孕的25%,是不孕的重要原因,造成炎症的疾病包括结核、内膜异位症、滴虫、淋病及其他病原菌感染。阻塞的输卵管可以通过宫腹腔镜、通液、显微外科整形手术获得再通,也可采用"试管婴儿"(体外授精和胚胎移植)技术帮助患者获得妊娠机会。

(3) 卵巢因素　卵巢内滤泡发育不全、不能排卵并形成黄体、卵巢早衰、多囊性卵巢、卵巢肿瘤等影响卵泡发育或卵子排出的因素都会造成不孕。

男性一般常见的原因

(1) 精液异常　主要包括有无精、少精、弱精、血精、精子畸形和死精等，其中，少精或弱精症、无精症、死精症和血精症不育是主因。

(2) 生精障碍　如精索静脉曲张、先天性睾丸发育不良、隐睾、睾丸炎或睾丸萎缩、内分泌疾病等因素，均可引起精子数量减少、活动力降低，或精子畸形，导致不育。

(3) 输精受阻　如附睾、输精管、射精管和尿道的病变，可造成精液输送的障碍，临床上通常表现为梗阻性无精症，直接影响男性生育。

82．妻子怀孕了还能不能过性生活？

孕期的性生活不需要完全禁止，健康而适度的性生活不仅是可以的，还能大大增进夫妻亲密感情。

那么，什么时候不能有性生活呢？在妊娠期间，夫妻双方房事要慎行并适度，要坚持这样一个原则：怀孕早期前3个月、晚期后3个月应停止房事，中期可以适当节制房事。另外，有腹痛或阴道出血等情况，有流产史、习惯性流产史和早产史者等不宜同房，减少再次发生流产或早产的可能；前置胎盘、严重合并症者等不宜同房，否则将贻害后代。

孕期的性生活方式应有哪些注意事项呢？怀孕后夫妻

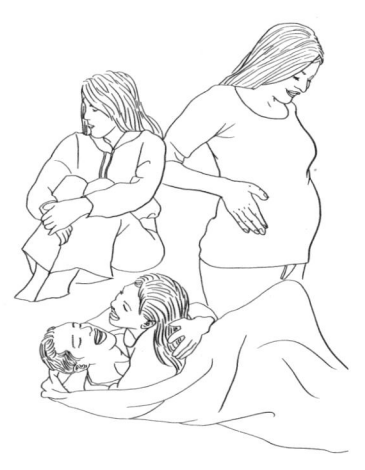

同房首先不能压迫或撞击肚子，再者不要给子宫以直接的、强烈的刺激。当孕妇子宫还没有明显增大的时候，同房时仍可取正常位，即男在上女在下的体位，但不要压迫孕妇的肚子，且男性的生殖器不要插入过深。肚子越来越大以后，千万别压到肚子，可采取前侧位、侧卧位或前坐位，动作不要过于激烈。到怀孕偏后期的时候，也可取后侧位同房。如果孕妇自己不愿同房，绝不可勉强，夫妇双方一定要相互体谅、相互体贴，共同度过这一生中的特殊时期。

83. 常见的"性生活意外"有哪些？该如何处理？

每个人都希望自己的性爱完美，但总免不了会出现意外。对于这些意外，如果不能及时、有效地处理，往往会对以后的性生活产生负面的影响。常见的性生活意外主要包括：

(1) 先天解剖结构异常　包茎患者因为无法彻底进行阴茎清洗，容易引起反复感染影响性生活；系带短小患者勃起时牵拉疼痛，当性生活时容易引起系带断裂。这类患者需要及时就医，通过手术治疗解除解剖结构异常。

(2) 性生活准备不足　当性爱没有充分地准备，比较突然时，容易引起性生活意外。比如最常见的男性阴茎被裤子拉链卡住，这时候可以通过拉链上涂抹润滑剂帮助拉开拉链。

(3) 性生活过于剧烈　最常见的是抽筋，因性生活时动作过于剧烈及肌肉过度拉伸、身体缺水、疲劳等因素所致。避免的方法是性前准备要充分，动作要温柔。一旦发生，应予停止，待症状缓和下来。同时由伴侣帮助按摩，松弛肌肉。其次常见的是碰头，面对面姿势激情时最容易碰头，这时拿一些冰块冰敷即可，减轻组织肿胀。适当的性生活动作往往能减低性生活意外的发生。如长期保持一个姿势，容易使得颈部肌肉僵硬，引发疼痛，这时候更换姿势，适度调节便能缓解。还有女性在性兴奋时，大量血液涌入盆腔组织形成充血状态，容易引发炎症。但如果用一只枕头把臀部垫高，可帮助血液返流。

(4) 避孕措施意外　几乎所有的已婚者都经历过安全套破裂或阴道隔膜滑落的意外。正确的做法是在72小时内口服两次事后避孕药。假如安全套脱落在阴道内，只需轻轻捏住其根部拽出即可。阴道隔膜取不出来时，取蹲位，然后屏住呼吸收缩腹部,阴道隔膜就会被向外推至可以够得着的位置,自己将其取出。

除了上述情况意外,还有很多性生活意外,但一般发生概率较小。无论如何,当出现性生活意外时要牢记,一旦自己无法解决,要及时就医,寻求正确、合理的治疗方案。不能因为害羞而造成无法挽回的后果。

84. 男性节育手术怎么做?

目前男性节育手术主要是输精管结扎术,通过输精管切端、结扎,或采用电凝、栓堵、化学药物等闭塞输精管,从而阻断精子的输出而达到避孕的目的。输精管结扎失败率在 1% 左右,原因有自然再通、双重输精管,以及手术误操作等。

有些人错误地认为男性行输精管结扎术后会变成太监。太监是由于性器官睾丸被切除而不能产生精子和分泌雄激素,表现为不孕、性欲减退及第二性征女性化;而男性输精管结扎仅仅将输送精子的管道结扎,对睾丸的功能没有丝毫损害。结扎后对性生活没有任何影响,同样有射精感,只是精液中不含有精子。

目前国家提倡男性结扎是因为与女性输卵管结扎术相比,男性输精管结扎术更为简单、方便、安全可靠。而且输精管结扎术后不留任何后遗症,不影响体力及性功能,同时男性思想开朗,性格爽快,很少出现女性行输卵管结扎术后的多疑多虑。

对于出现以下情况的患者:再婚者要求恢复生育力,

由于丧子等原因改变生育计划,难以解决的结扎术后并发症,如附睾淤积症可复通输精管。目前应用显微外科操作后,复通成功率明显提高,可接近100%,但复孕率仅60%左右。结扎和复通间隔不到2年,复孕可能性较大;超过5年则仅有40%复孕率。当然结扎前可以冻存精子作为生育储备,但目前价格昂贵,难以推广。

85. 睡姿也会引起不育?

不孕不育一直是困扰很多家庭的问题。俗话说"细节决定成败",我们只有从各项细节上抓起,才能达成心愿。健康的睡姿同样扮演着重要的角色。

对于男性而言,目前紧凑的生活节奏使得很多男性习惯在工作中趴着休息,但这种姿势危害很大,长期趴着休

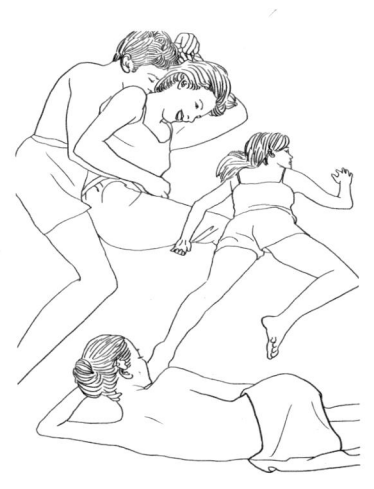

息不但会压迫内脏，还会压迫阴囊、阴茎等生殖系统，影响血液循环。睾丸、附睾的新陈代谢受到影响，有害物质无法通过血液循环排出，精子质量自然受到影响。此外，这一姿势不利于阴囊散热，容易使睾丸的温度升高。睾丸最适宜温度是34℃，当超过这一温度后精子的质量将会明显受影响。同时长期压迫阴囊、刺激阴茎还容易造成频繁遗精，导致头晕、乏力、注意力不集中，严重的话会影响正常功能和生活，甚至会影响性生活，从而影响受孕。男性群体最好的睡姿是仰卧位、双腿分开。

对于女性而言，我们知道正常的子宫是前倾前屈位，但长期的仰卧位睡眠会导致子宫的位置发生变化，成为后倾后屈。后倾位的子宫不仅会压迫周围组织，引起血流不畅，使得盆腔静脉淤血，产生月经过多，还可牵引宫颈上翘，指向阴道前壁，使宫颈外口明显高出，因此精液想进入子宫就需要"跋山涉水"，受孕往往较难。因此，女性最好的睡姿是右侧卧位。

86. 前列腺炎会引起不育吗？

首先，如果前列腺炎严重的话，会影响男性性功能，并使精神上产生很大的压力，从而导致性生活不和谐，性欲降低。其次，如果是细菌性前列腺炎，精液也会感染，精子质量下降，导致男性不育。

男性的精液中90%是前列腺液，10%是精子，前列腺为精子提供生存的环境和营养。前列腺炎不但会影响性功能，更可引发男性不育。特别是慢性前列腺炎反复发作后，

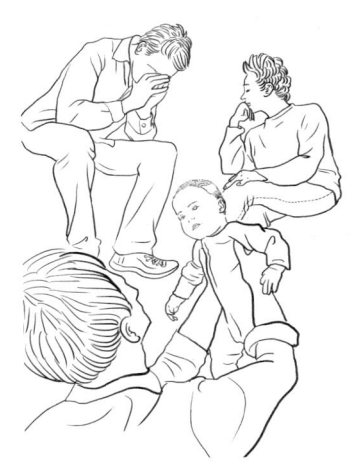

可抑制精子活力，影响精液的质量；严重的还会出现**性功能减退**，如阳痿、早泄等，由于前列腺的炎性改变会**使精液的成分和理化性质改变**，从而引起精子活动力下降，**精子死亡数增加，精液不液化等一系列疾病。如发生细菌性**前列腺炎，则会使精液中含有细菌及毒素，抑制精子**的活力**，引起精子中毒、凝集、死亡，从而使未婚男性**的生育**能力大幅降低。

因此，青年男性一旦患有前列腺炎，一定要到正规医院接受规范治疗，切不可盲目服药或到不具备条件的医院治疗。如诊断缺乏准确性，疗法和药物缺乏针对性，就**不可能**产生理想的治疗效果，反而会导致一些男性患上生理功能障碍，不育的危险性大大提高。前列腺炎的治疗虽然比较困难，但并不复杂。关键在于患者能否持之以恒地进行**治疗**。

随着现代医疗设备的不断发展,前列腺炎的治疗技术有了新的突破,如新一代前列腺治疗康复系统,可快速、高效、安全治疗前列腺疾病,达到令人满意的治疗效果。

87. 什么是男性不育症?

男性不育不是一种独立的疾病,而是一个较为复杂的临床综合征。一般指婚后同居3年以上,未采取避孕措施,由于男方原因造成女方不孕者。在我国有10%的已婚夫妇发生不孕不育,其中属于女方因素的为60%,男方的约为40%,双方共同原因的为10%。本病的发病原因复杂,很多疾病或因素均可导致男性不育。根据精液检查的结果,可分类为无精子症、重度少精子症、少精子症、精子数正常性不育症、多精子症以及精子无力症等。本病治疗的重

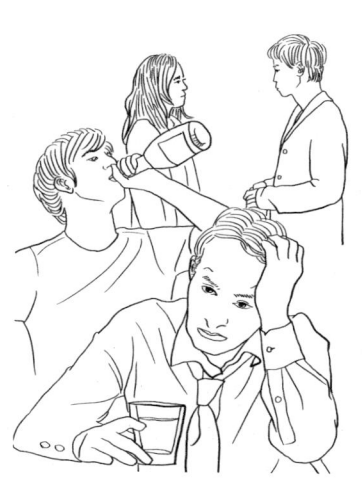

点在于找出具体的致病原因,进行病因治疗,治疗效果好坏不一。对于绝对不育者(如无精子症),需行供者精子人工授精。

虽然男性不育症原因复杂、种类繁多,但有一些男性不育症是可以预防和避免的。在中国传统的观念当中,不能生育是一件很对不起祖宗的事情。虽然现在这种观念有了不少的改变,但是不育症对于男性来说仍然是一个沉重的思想包袱。

男性不育有以下几种临床表现症状:①夫妇婚后同居2年以上,未使用避孕措施而未能怀孕。②内分泌疾病和染色体异常所致的先天性疾病,表现为性成熟障碍、男性化不足、乳房增生、睾丸萎缩、小阴茎、性欲低下、早泄和阳痿等等。③睾丸先天性异常:无睾丸、隐睾和睾丸发育不全等等。④精索静脉曲张:阴囊坠胀疼痛,阴囊内可触及成团的曲张静脉。⑤生殖管道感染。⑥性功能障碍。

88. 性生活前饮酒会影响精子活力吗?

男人都喜欢没事的时候喝两杯小酒,这也难怪,很多男性朋友工作的时候需要应酬,喝酒是不可避免的。但是,很多人不知道的是,喝酒不仅对身体有伤害,还会影响"传宗接代"。

酒精对人体肝脏和男性睾丸都有直接的影响。研究发现,慢性酒精中毒的患者会出现睾丸萎缩,从而导致精液的质量下降。因此,男性在生活中一定要避免经常性的过度饮酒。

喝酒对精子质量是有影响的，酒精引起染色体异常，**可能**进一步引发胎儿畸形或是发育不良的情况发生。喝酒**对精子**的影响严重，会导致男性不育的发生。酒精是致畸**剂之一**，极易引起人体染色体畸变。男性若经常饮酒，会**直接**影响生殖系统，不但使精子的数量减少，活力降低，**而且**会导致畸形精子、死精子的比例增加，从而影响到受孕和胚胎的发育。

酗酒会使雄激素水平降低。饮酒过量，可以通过毒害**睾丸**，降低雄激素水平；还可引起肝功能异常，对雌激素**的灭活**作用降低，并因此导致雌激素蓄积，从而相对削弱**雄激素**的作用，让男人"难振雄风"。

长期饮酒者容易导致慢性酒精中毒，患者会出现睾丸**萎缩**，导致精液的质量下降，研究发现喝醉酒一次最少需**要**3个月的调理才能恢复到醉酒前的状态。有生育计划的**男子**，起码要在醉酒以后3个月才可让妻子受孕，这样才**能**保证胎儿的健康。

极少量的饮酒不影响精子的质量，但过量肯定会对精子的存活有影响。

89. 如何做好父亲的角色？

父母在孩子的成长中都起着重要的作用，尤其父亲在**男性**角色中起着至关重要的重要。

(1) 父亲对孩子生理方面的指导。青春期男孩子生理方**面的**疑问一般都是由父亲教导。父亲需要教导孩子性卫生**的重要性**，以及如何保持私处的清洁。对于包茎的情况，父亲需及时带孩子就诊进一步手术治疗。

(2) 父亲对孩子个性的影响。如果对子女的教育完全由母亲来"把持",会使男孩"女性化",而使女孩的性格也会更加柔弱。父亲的性格粗犷等男性特征,会弥补子女教育方面的某些不足。此外,父亲的态度和蔼、可亲,又不随意迁就,能够掌握住教育分寸,是培养孩子朴实、正直、无私等优秀品质的最佳条件。

(3) 父亲是孩子走向社会的桥梁。母亲更多地代表自然、生理、心理。在孩子年龄较小的时候母亲的作用较大,当孩子慢慢长大时,父亲的作用就显得越来越重要。当今社会基本上还是男性的社会,给男性提供的实践机会要比给女性的多得多。因此,父亲一般具有实践丰富、心胸开阔、性格刚强等长处,这对教育子女是一种优势。父亲代表

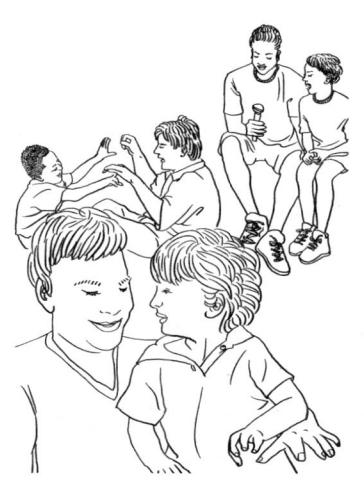

的是外在的、有秩序的世界，他懂得社会上的竞争规则与价值标准。对社会的分工、变化，父亲的感受要深一点。孩子多是通过父亲这扇窗子来了解这个他将要进入的社会。因此可以说，父亲是孩子从家庭走向社会的一座桥梁。

90. 男性最佳生育年龄是什么时候？

虽然男性的生育年限比女性长得多，几乎持续终生，但从优生角度看，还是有最佳年龄段的。以精子的质量为例，虽说老年男性的精子并不衰老，而且密度也较高，但活动能力已有明显下降的势头，不动的与畸形的精子数增加了20%，精子代谢的速度也有所下滑，代谢后还产生了不少废物，对后代的不良影响可想而知。

男性的最佳生育年龄为30～35岁。在生育问题上，科学家们的着眼点是遗传。法国遗传学家摩里士的研究成果表明，30～35岁年龄段男人所生育的后代是最优秀的，他调查了该国2000名军人，发现那些在父亲30～35岁年龄段出生的孩子，在智力测验中所获得的分数最高。男性精子素质在30岁时达高峰，然后能持续5年的高质量。另外，男子过了35岁，体内的雄性激素也开始衰减，平均每过一年其睾丸激素的分泌量就下降1%。因此，与女人一样，男人也有生殖生物钟，只不过男人的生殖生物钟弹性较大罢了。随着男性年龄的增长，精子会像卵子一样出现遗传问题，而且让卵子受孕的能力也会大大降低。男人年龄越大，精子质量越糟糕，遗传变异越多。当男性年龄超过50岁，将会给优生带来诸多麻烦甚至灾难。

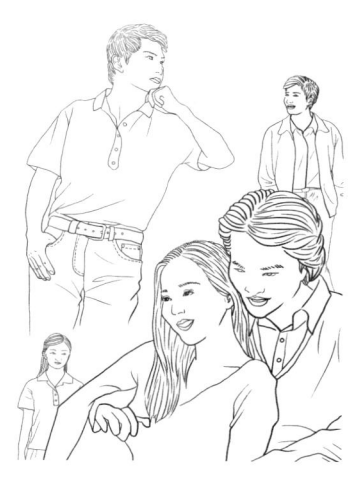

同时,因为 30~35 岁年龄段的男人正当青壮年,除了有优秀的身体素质这个内部优势以外,其他的外部优势,如经济、事业都趋于稳定,养育孩子的物质条件优越,心理承受能力也成熟。

虽然男性生长发育到 25 岁即已定型,但是,这个阶段男性的精子却并没有达到高峰,体力、经历、社会经验都处于初级阶段,精子内所含的 DNA 信息不够完善。因此,男性的精子并不是越年轻的人越好。

91. 男性影响婚育的疾病有哪些?

结婚、生孩子是人生最重要的两件事,但是对男性朋友们来说,如果患有某些疾病就不宜结婚、生育。下面我们来看看是哪些疾病,并了解为什么有这些病就不宜婚育。

一些传染病在传染期内应暂缓结婚，如麻风病、梅毒、病毒性肝炎、艾滋病等。这些传染病都可通过血液途径传播，同时也可以通过性交途径传播。如果患者结婚生育不仅会把疾病传染给配偶，如果生育还有可能导致新生儿梅毒、新生儿免疫缺陷综合征等情况出现，后果严重。

影响性生活和生育的无法矫治的严重生殖器官缺陷或疾病，如真两性畸形、先天性无阴茎等患者不宜结婚。这部分患者往往不能通过自然的生育方式繁衍下一代。

患有目前尚无有效治疗方法的某种严重的常染色体显性遗传病，子代再发风险大，又不能做产前诊断者，如先天性无虹膜、结节性硬化、强直性肌营养不良等。

如果男性患有严重的常染色体隐性遗传性疾病，如先天性聋哑，而且配偶也患有相同的疾病时，其子女发病机会

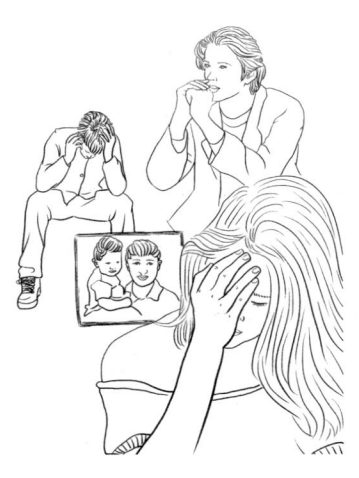

大。理论上讲如果夫妻双方都患有常染色体隐性遗传性疾病,那么下一代得病的可能性将高达100%,因此不宜婚育。

患有严重的多基因遗传病,如精神分裂症、先天性心脏病等,并属高发家系者,即使病情稳定,亦不宜生育。如果是高发家系,下一代得相关疾病的可能性大大提高。

92. 男性也会得乳腺疾病吗?

很多人都会认为乳腺病是女人的专利,其实不然,近年来男性乳腺疾病患病率也在不断上升。随着人们生活水平提高,饮食营养过剩、体内雌激素增多的同时,很多男性患上了乳腺病。

男性除非有疼痛或者乳腺增生明显时,才会注意到是乳腺出现了问题。

青少年男孩由于肉类、早熟食物食用较多,饮食营养不均衡、雌激素摄入过多、肥胖等原因,产生乳腺疾病。老年人一般由于患上肝病等慢性病,致使身体出现雌激素灭活障碍,体内剩余雌激素多,出现了乳腺增生。

乳腺增生的男孩一般不用特殊治疗。男孩患上乳腺增生,随着进入青春期,**雄性激素增多,可以抵消雌激素对身体的作用,家长只要让孩子多锻炼,多吃蔬菜、水果等食物就可以,一般不需要用特殊的治疗方法。**

但是,老年人的乳腺增生大部分就需要进行治疗了。老年人患上乳腺增生,需要查原发病,是否有肝病、糖尿病、肾脏疾病等。很多老年人发病经常有疼痛感,有恶变的可能,所以最好进行切除。

乳腺疾病让很多男性痛苦，男性朋友如何能够避免自己患上这种疾病呢？

男性朋友要在饮食和锻炼上多加注意，平时多锻炼身体，防止堆积过多的脂肪，脂肪是雌激素的原料，肥胖的男性人群容易患上该疾病。

另外，男性在衰老的过程中，雄性激素水平也随之降低，男性朋友要有该疾病意识，如果乳房有疼痛、肿胀感觉，要尽快就医。

五、中年篇

男性健康百问

93．为什么男性也会出现"更年期"？

我们知道，男性和女性一样，都是有更年期的，更年期里会出现一系列的生理和心理变化。女性进入更年期是因为卵巢中成熟卵泡耗尽了，无法刺激产生足量的雌、孕激素，最终导致绝经并进入更年期。可是男性没有卵巢，为什么也会出现"更年期"呢？

其实，男性进入更年期也是雄激素作用减退的结果。科学研究证明，男性大约从 30 岁开始，身体的生殖系统机能便开始退化，从睾丸中产生的雄性激素会慢慢减少，每年平均下降 1%～2%，总下降幅度可高达 1/3～1/2。另外很多因素也会影响体内的雄激素水平。工作生活压力大，有不良生活方式，生活环境恶劣，缺乏体育运动等因素都，会影响体内的雄激素水平，当雄性激素下降到一定程度，

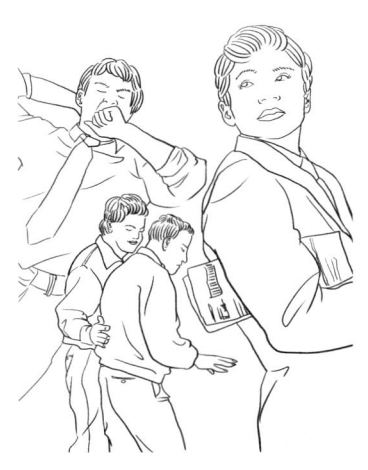

便会出现暴躁、抑郁、疲倦、性欲减退等症状，这便意味着进入了男性更年期。因为男性体内的雄激素水平和睾丸的衰退速度都有较大的个体差异，因此，出现更年期的年龄和症状轻重也会有很大差异。可以说，男性并没有类似女性"绝经期"的一个绝对"更年期"，甚至有很多老年人的身体还像小伙子一样结实。

中医对男性更年期也有所记载。中医认为，男性进入更年期是因为男子随着年龄的逐渐增大，肾气逐渐减弱，精血的供应日趋不足，出现了中医上所说的"肝阴血亏"，也就是男性更年期症状。

94. 如何判断是否已进入更年期？

很多男性进入"更年期"会出现精神紧张或抑郁、易于疲倦、记忆力下降、注意力不集中、失眠、阵发性潮热、出汗、性欲下降和勃起功能障碍等症状，对自己和家人都是很大的危害。越早发现自己已经进入"更年期"，就可以越早提高警惕和就诊，有时可以减轻甚至治愈这些症状，因此，如何判断是否进入"更年期"是男性的必修课。

有句话说得好，"最了解你的人是你自己"，只有你才能最早发现你已经进入更年期。下面列出了自测是否进入"更年期"的12种变化，看看你有没有符合这些变化：①使用原来的近视眼镜已无法阅读书报，摘下眼镜看反而清楚；②眼睛容易疲劳，看书久后感到头痛、头昏；③睡眠比以前减少，早睡早醒；④饮酒者酒量大不如前；⑤听力明显减弱；⑥牙齿松动，咬不动较硬的食品，要经常换义齿（有义齿者）；⑦

对食物口味改变，爱吃甜、酸、辣、咸等重口味饮食，说明味觉有减退；⑧嗜吃零食，特别是蜜饯类，这也与口味减退有关；⑨性欲减退；⑩记忆力减退；⑪开始怀念童年往事；⑫学习与工作精力不如从前，甚至有力不从心的感觉。

如果以上12条中有4条以上为肯定的话，那表明你已进入更年期。那么，你就要开始加倍地爱惜自己的身体，纠正不良嗜好，养成规律的生活习惯，保持平和乐观的情绪，为了自己，也为家人。

95．男性会出现哪些更年期症状？

因为男性更年期是雄激素缺乏引起的，因此更年期症状也表现为全身各个系统的老化：

(1) 皮肤　皮肤老化最早是从脸部的皱纹开始，接着颈

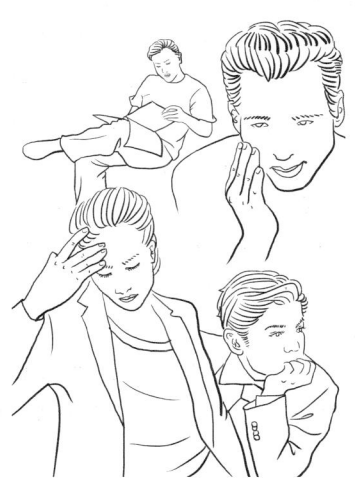

部、手脚的皮肤，也会日渐松弛、下垂。这是因为脂肪与弹性组织逐渐减少所致。

(2) 心血管系统　随着年龄增长，心脏常有肥大、心内膜增厚的现象，这可能是因为心脏结缔组织增加，类质脂沉积，心脏各瓣膜和其他结构钙化所致。此外，血管弹性变差、变硬，动脉硬化，血管变窄等血管毛病也可能陆续出现。

(3) 消化系统　随着年龄的增长，消化道平滑肌的纤维及腺体会逐渐萎缩，胃黏膜也会日渐变薄，而结肠及胃腔则会慢慢扩大，失去弹性。这些改变是逐渐发生的，所以大多无自觉症状。但若不节制饮食、注意饮食卫生、保持情绪稳定，则将明显诱发。

(4) 泌尿系统　50岁左右，肾功能逐渐减退，血中尿素氮开始上升，肾小管功能明显降低，尿浓缩功能也急剧低下。所以，进入更年期以后，常自觉夜间尿多，尿频或残尿感，心肾不交症状，心烦失眠，心悸不安，眩晕，腰酸，健忘，也就是中医上说的五心烦热，舌质淡红，脉细数。

(5) 生殖系统　进入更年期之后，生殖系统也会出现明显老化现象。精子活力减低，以致丧失生育功能，同时性功能减退，常见有性欲淡漠、消失或阳痿。

(6) 精神与神经系统　如神经过敏，急躁、倦怠，常有压抑感，记忆力、思考力和集中力减退，失眠、孤独恐怖感、缺乏自信等。

(7) 骨骼　骨骼组织将加速流失，使骨骼中海绵状小孔增多，导致骨骼软化、肋间肌萎缩、驼背等现象。

96．是否所有更年期男性都会出现症状？

俗话说："男人四十一道坎。"40岁的男人虽然在事业上已经取得了不小的成就，并且总感觉自己雄心仍在、青春依然，可一旦面对艰巨的工作时，往往会心有余而力不足；而且当面对向自己示爱的妻子时，也表现得"性趣"索然。有些人以为自己生病了去看医生，但检查下来没什么异常。到底是什么原因呢？其实这就表示你已经进入"更年期"了。

不要认为只有女人才有更年期，男人同样有更年期。早在1939年，西方学者海勒就提出了"男性更年期"的概念。研究人员发现，男性到了40～70岁，雄性激素的功能会逐渐衰退，特别是睾固酮的分泌会减少，因为这种体内激素分泌的变化所产生的身心障碍，就是所谓的男性更年期。

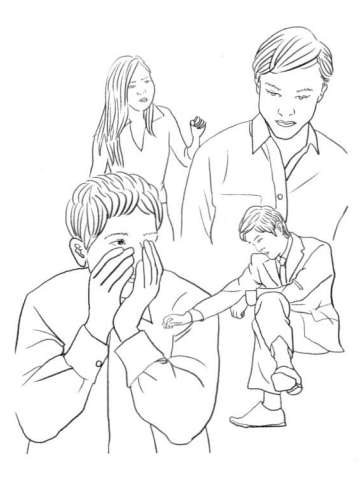

是不是所有更年期男性都会出现更年期症状？不是的。因为男性睾丸的衰退有较大的个体差异，体内的睾酮水平也因人而异，所以没有类似女性"绝经期"的一个绝对"更年期"。大部分男性仅仅表现为容易疲倦、力不从心等亚健康症状，而约30%的男性在40～70岁时会经历男性更年期的临床症状。

年龄是进入更年期的主要因素，但除了年龄因素以外，还受很多其他因素影响。工作生活压力大，如白领、经理等；患有慢性疾病，如糖尿病、抑郁症、心血管疾病等；有不良生活方式，如抽烟、酗酒等；生活环境恶劣；缺乏体育运动；腹部肥胖等都是男性更年期的高发因素。因此，健康的生活方式可以推迟更年期症状的出现。

总之，更年期男性应当加强体育锻炼、增强体质、振奋精神、保持平和乐观的情绪、养成良好的生活习惯。

97. 什么是骨质疏松？为什么会出现？

骨质疏松是老年常见病，但在近些年，骨质疏松患者年轻化的趋势不断加深。现在患有骨质疏松或者骨性关节炎等骨关节病的人，40岁左右的患者就占到了1/6，因此日益受到医学界重视。

那么，什么是骨质疏松呢？骨质疏松是一种代谢性疾病。骨组织中主要成分是钙盐，钙盐与基质呈正常比例，当代谢过程中骨吸收和骨形成的偶联出现缺陷，导致人体内的钙磷代谢不平衡，单位体积内骨组织量即骨密度逐渐减少，即为骨质疏松。骨密度减少会使骨的脆性增加，因而骨折的危险性大为增加，即使是轻微的创伤或无外伤的情况下也容易发生骨折。

引起骨质疏松的原因很多：

(1) 年龄　40～50岁以后，随年龄增长，骨实体逐渐减少，骨质消失率男子每年为0.5%，女子每年为1%。

(2) 饮食钙不足　导致净钙吸收呈负平衡，为了维持血钙恒定，就必须从骨骼中动员钙进入血液，钙摄入不足对女子绝经后骨质疏松的发生已得到临床证实。

(3) 甲状旁腺激素分泌增多　随年龄增长而增加，女性尤为显著，此雌激素水平增高使骨质吸收活动增强，骨质消失增快。

(4) 体内维生素D随年龄增长而逐渐减低　维生素D可促进肠黏膜上皮细胞合成钙结合蛋白，使肠黏膜对钙的主动吸收增加。维生素D不足，影响钙的吸收。

(5) 雌激素缺乏　妇女在绝经后的负钙平衡是绝经前的2倍或更多，因此，雌激素对骨质吸收可能有一种长力性抑制作用，雌激素缺乏则导致骨质吸收增加。许多研究证明，绝经后妇女用雌激素治疗可减少骨质消失，停药则复如故。

(6) 活动减少　老人长期卧床不动，室外活动减少，骨内的钙、磷大量流入血中，经肾排出体外，钙、磷大量流失使老年人的全身或不活动部分出现严重的骨质疏松。

由于社会竞争越来越激烈，精神压力、体力的负荷过重，特别是40多岁的中年男性白领，每天在办公室里加班，得骨质疏松也就不奇怪了。

98. 得了骨质疏松该怎么办?

骨质疏松最常见的症状是腰背痛,如果出现腰痛首先要当心骨质疏松,必须及早到医院接受治疗。那么,如果得了骨质疏松该怎么办?

(1) 要明确引起骨质疏松的原因,如果是继发于其他的疾病,治疗原发性疾病可使病变进展得到控制。骨质疏松的病因目前并不十分明确,缺乏有效针对病因的治疗手段。因此,采用多种药物联合的治疗方案,既能阻止骨质丢失,又能增加新骨合成,从而达到逆转骨质疏松过程的目的。

(2) 纠正不适当的饮食习惯,如增加蛋白质与维生素,最主要的是补充钙质,一般每日需要元素钙 1000 毫克。如碳酸钙 3 克含元素钙 1200 毫克,相当于乳酸钙 9.3 克,葡萄糖酸钙 13.3 克。

(3) 维生素 D 和钙剂联合应用能抑制甲状旁腺激素分泌,使骨吸收率降低。如维生素 D 用较大剂量,则应每月复查血清钙一次,以免发生高血钙。降钙素、氟化钠也可用于骨质疏松的治疗,但副作用较多,应在医生指导下使用。

(4) 多开展室外活动,如慢跑、打太极拳、跳健身舞、练剑、打门球等,以防止因静止不动而出现的钙质丢失。

(5) 雌激素能抑制破骨细胞活动,抑制骨质吸收,使负钙平衡转为正钙平衡,一般用乙烯雌酚。

当然,还有最重要一点,在治疗期间一定要当心磕碰、摔倒。要把自己当成玻璃人对待。

99. 头发越来越少正常吗？

掉头发是正常新陈代谢的表现，一般都是处于退行期及休止期的毛发脱落，由于进入退行期与新进入生长期的毛发不断处于动态平衡，故能维持正常数量的头发，这就是正常的生理性脱发。当头发异常或过度地脱落，头发就会越来越少，甚至是谢顶，也就是病理性脱发。既然被称作病理性脱发，肯定就是一种病了，是病必有因。

引起脱发的病因很多，主要包括以下几点：

（1）神经性脱发　精神压力过大时，在精神压力的作用下，人体立毛肌收缩、头发直立，自主神经或中枢神经机能发生紊乱，毛囊毛乳头发生大改变和营养不良，从而导致毛发生长功能抑制，毛发进入休止期而出现脱发。

（2）内分泌脱发　人体毛囊是对雄激素敏感的靶器官，

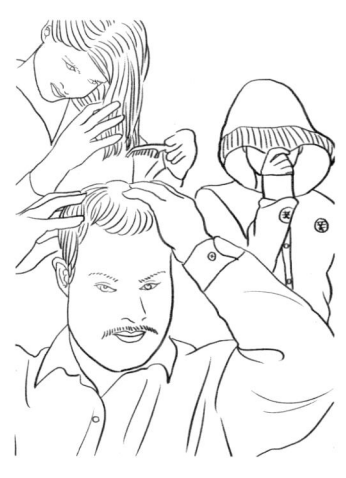

毛发生长与体内雄激素水平有关，内分泌异常导致体内激素紊乱，所以当发生内分泌异常时多引起脱发疾病，最常见的是倒毛症和雄激素源性脱发。

(3) 营养性脱发　机体营养不良和新陈代谢异常可引起发质和发色的改变，严重营养不良甚至导致毛发弥漫性脱发。研究表明锌等元素能调节机体免疫功能，机体缺锌可导致斑秃，并影响斑秃的病程。

(4) 先天性脱发　发育缺陷所引起的头发完全缺失或稀疏，患者常见头发稀疏细小，或出生时头发正常，不久就脱落不再生，可分为孤立缺陷和其他畸形。

(5) 免疫性脱发　某些自身免疫性疾病或免疫缺陷性疾病会出现脱发，还有一些是发生于毛发的局部性免疫性疾病，不累及其他组织。

(6) 其他　经常烫染束缚或拉扯头发。另外，夏季容易掉发，因为夏天温度高，毛孔扩张导致掉发，秋冬之际不易掉发，因为这时期温度下降毛孔闭合。

可见掉头发也是病，要受到重视，如果发现脱发，要找到原因，积极治疗。

100. 如何预防"秃顶"？

有一句成语叫"聪明绝顶"，所以很多人笑称"秃顶"是智慧的体现。姑且不谈"秃顶"会不会让人变聪明，哪怕真的会让人变聪明，也没几个人愿意"秃顶"，因为"秃顶"影响外观，对生活有很大困扰。不过，虽然"秃顶"是个很棘手的问题，但是并不是一点办法都没有，下面就介绍几个预防"秃顶"的办法：

(1) 微量元素缺乏是造成脱发的原因之一　多吃一些含铁、钙、锌等矿物质和维生素A、维生素B族、维生素C以及含蛋白质较多的食品，如含有丰富蛋白质的鱼类、大豆、鸡蛋、瘦肉等，以及含有丰富微量元素的海藻类、贝类，富含维生素B_2、维生素B_6的菠菜、芦笋、香蕉、猪肝等，都对保护头发、延缓老化有好处，保持大便通畅则有利于头发的正常生长。

(2) 精神压力是造成脱发的重要原因　精神压抑，状态不稳定，焦虑不安会导致脱发，压抑的程度越深，脱发的速度也越快。男性生活越是紧张，工作越忙碌，脱发的机会越高。因此，经常进行深呼吸、散步、做松弛体操等，可消除精神疲劳。进入秋季后，每天都应该保证有充足的睡眠，睡前用热水泡脚，这样不仅精力充沛，也有利于头发的养护。

(3) 保持头发的清洁　选用对头皮和头发无刺激性的洗发剂，洗头时可在水中滴几滴醋或放少许盐，洗头的水不宜太热或太冷，洗头的间隔最好是2～5天，洗发的同时需边搓边按摩。

(4) 按摩头皮　每日睡觉前和次日起床后，将双手十指插入发内，从前额经头顶到后脑揉搓头皮，每次2～4分钟。经常按摩头皮，可改善头皮营养，调节皮脂分泌，促进头皮血液循环，增进局部的新陈代谢。梳头用黄杨木梳或猪鬃头刷，既能去除头屑，增加头发光泽，又能按摩头皮，促进血液循环。

101. 为何经常腰腿痛?

人到中年,没磕没碰还经常出现腰腿痛,这个时候特别要警惕,因为你有可能患了"腰突症"。"腰突症"全名叫腰椎间盘突出症,是由于腰椎间盘在外力的作用下突出导致相邻脊神经根遭受刺激或压迫,从而产生腰部疼痛,一侧下肢或双下肢麻木、疼痛等一系列临床症状。

当出现以下症状时,要怀疑出现腰椎间盘突出。

(1) 有腰部以上在外伤后出现腰部疼痛或单侧下肢疼痛。

(2) 腰疼痛部位多位于下腰部偏一侧,腿疼多为一侧由臀部向远端的放射性疼,可伴有麻木感。

(3) 单侧鞍区(骑自行车与车座接触的部位)或一侧(双侧)小腿外侧、足背外侧或内侧疼痛或麻木,或疼痛和麻木同时存在。

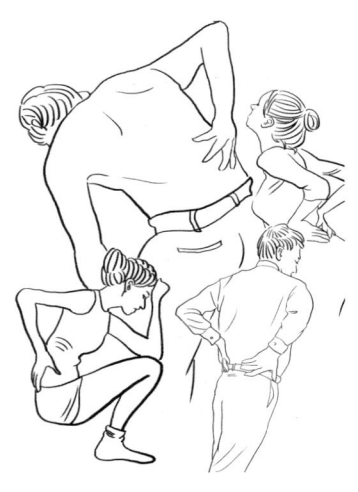

(4) 腰或腿疼痛，在卧床休息后多可缓解，下床活动一段时间后又出现疼痛。

(5) 行走时疼痛加重，不能完全站直行走，多数患者需用手扶腰部疼痛一侧，咳嗽、打喷嚏或提重物时疼痛突然加重。

如果患上腰突症要注意以下几点：

(1) 睡硬板床。睡硬板床可以减少椎间盘承受的压力。

(2) 注意腰间保暖，尽量不要受寒。白天腰部戴一个腰围(护腰带)，加强腰背部的保护，同时有利于腰椎病的恢复。

(3) 平时不要做弯腰又用力的动作(如拖地板等)，急性发作期尽量卧床休息，疼痛期缓解后也要注意适当休息，不要过于劳累，以免加重疼痛。

(4) 平时提重物时不要弯腰，应该先蹲下拿到重物，然后慢慢起身，尽量做到不弯腰。

102. 50岁以后性欲减退该怎么办？

谁都想自己到了老年，还可以宝刀未老，进行性生活，但是实际上而言，男性一般过了50岁，就开始出现性欲减退的情况了。男子性欲减退，是指已婚者在较长一段时间内，出现明显对性生活要求减少或缺乏的现象。正常人的性欲要求因各自的体质强弱和所处环境不同而有很大的差异。所以，判断性欲减退与否，只宜与各自以往的性欲做纵向比较，不宜与他人的性欲做横向比较。

长期性欲减退不但影响夫妻感情，往往也是身体及精神状况的具体反映，所以应引起足够的重视，要及时进行身体健康检查,发现问题及时解决。已婚夫妇随着年龄的增长,性欲要求较之前逐渐下降,为生理发生变化的必然趋势,一般不认为是病态。因此,做到以下两点很重要:

(1) 消除顾虑　性欲减退是中年人的正常现象,但减退并不意味着完全消失,暂时消失并不意味着永久消失,只要能正确认识和理解这种生理变化,做好心理调节,那么通过咨询和治疗完全可以恢复和维持充分的性兴趣,使性关系和好如初。

(2) 畅谈内心感受　在医生面前可自由表达心中的畏惧、愤怒、悲痛、焦虑和其他令人不适的情绪,有助于清理自己头脑中的混乱和干扰,是减弱消极影响的关键一步。在医生富于同情心和从容不迫的问诊下,你会有一种安全感。

早发现,早治疗,这样才会给我们创造健康的生活。

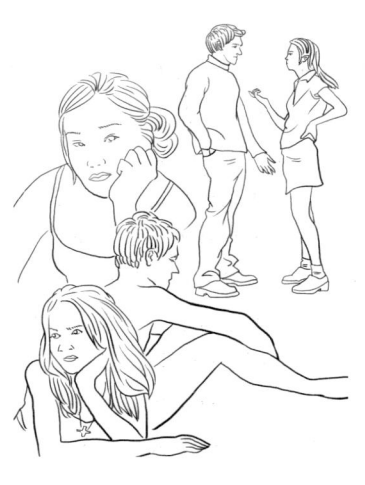

103. 更年期如何应对"阳痿""早泄"?

大家都知道,男性步入更年期以后身体上很多器官已呈现"老化"的趋势,其中一个重要的表现就是阳痿。阳痿即是医学上讲的勃起功能障碍,是指男性在性生活时,阴茎不能勃起或勃起不坚或坚而不久,不能完成正常夫妻生活。"阳痿"危害很大,不仅影响性生活质量,甚至会影响夫妻间的感情及家庭和睦。更年期出现"阳痿"的可能性加大,因此要求夫妻双方共同应对。

加强夫妻思想和感情的交流,消除隔阂与误会,偶然出现早泄,女方理应安慰、谅解、关怀男方,温柔体贴地帮助男方克服恐惧、紧张、内疚心理,切忌埋怨、责怪男方。

夫妻双方学习掌握有关性的知识,了解男女之间性反应的生理性差异,适当掌握性生活中的必要性技巧。做足同房前的爱抚、吮吻,使女方先进入兴奋期易达到高潮。

积极治疗可能引起早泄的各种器质性疾病,同时避免手淫,节制房事,从根本上避免早泄的发生。

降低阴茎抽动的幅度和速度,减少对阴茎的性刺激,同时女方主动迎合动作,尽快达到性高潮,以求双方满意。为了减少阴茎的敏感度,可以戴避孕套进行性生活。

男方分散对性交的注意力,有助于延缓射精。保持心情舒畅,努力营造好温馨、良好的家庭氛围和幽静的性生活环境。

在接受行为治疗后采取女上位性交法一段时间,以缓解丈夫的紧张度,并增加对阴道刺激的适应性。射精后在一个小时内进行第二次性交,可明显延缓射精时间。

多吃水果、蔬菜,特别是维生素 B_1 含量高的食物,能维持神经系统兴奋与抑制的平衡。戒酒,避免辛辣刺激的食物。多食海鲜、豆制品、鱼虾等助阳填精食品,增强体质。

预防重于治疗,提前发现早泄症状和苗头,能够防止疾病的恶化。

104. 人到中年为何显出"福态"?

男性到了 40 岁,肚子会变大,人也开始发胖,有人说这叫"福态",但这种"福态"并不一定会给你带来福气,因为很有可能你已经患上了男性更年期综合征。

男性更年期综合征是指中老年男子特定时期所出现的一种临床症候群,主要症状:

(1)精神症状　主要是性情改变,如情绪低落、忧愁伤感、沉闷欲哭,或精神紧张、神经过敏、喜怒无常,或胡思乱想、捕风捉影,缺乏信任感等。

(2)自主神经功能紊乱　主要是心血管系统症状,如心悸怔忡、心前区不适,或血压波动、头晕耳鸣、烘热汗出;胃肠道症状,如食欲不振、腹脘胀闷、大便时秘时泄;神经衰弱表现,如失眠、少寐多梦、易惊醒、记忆力减退、健忘、反应迟钝等。

(3)性功能障碍　常见性欲减退、阳痿、早泄、精液量少等。

(4)体态变化　主要表现为全身肌肉开始松弛,皮下脂肪较以前丰富,身体变胖,正是我们所说的"福态"。

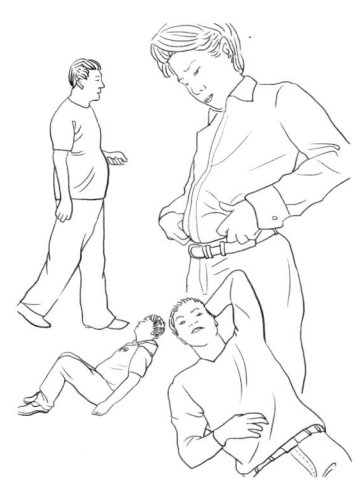

男性更年期综合征的发生机理至今尚不清楚,大多数学者认为男女更年期发生的机制相似。在男性,主要由于睾丸的萎缩、睾丸酮的分泌减少,反馈刺激垂体的分泌功能增加,萎缩的睾丸对促性腺激素的反应降低,使体内性激素的调节功能失衡。

面对男性更年期综合征,我们应当积极应对,做出改变:生活上,加强锻炼增强身体素质,提高机体适应能力,起居有常、房事有节,以保养肾精,饮食清淡、顾护脾胃、戒除烟酒、舒调情志、减少忧烦和顺气血;饮食上,在辨证施治的同时,饮食调理不可忽视,由于男性更年期综合征的发病机理根本是肾精亏虚,因而饮食宜选用具有滋补肾精作用的食品,同时饮食宜清淡、易消化、少食油煎肥甘之品,避免辛辣刺激饮食;精神上,加强思想修养,经常保持乐观情绪,克服心理紧张因素,树立生活的坚定信念、锻炼毅力。

105. 精液量减少、不射精是怎么回事?

男性到中年后性功能会逐步减低,主要表现为性欲减退、阳痿、早泄,也有一部分男性会表现为精液量减少、不射精。所以,当男性遇到精液量减少或者不射精时,往往以为是进入更年期引起的,其实是患了其他疾病而延误治疗。

导致精液量减少的主要原因有很多:①睾丸功能减退和内分泌紊乱,使附睾、前列腺、精囊腺发育差而致精液分泌不足。②泌尿生殖系统感染,如前列腺炎、精囊腺炎、附睾结核等。③精囊的肿瘤或囊肿、尿道狭窄、尿道憩室或生殖道手术引起输精管道损伤等。④排精次数过于频繁。

不射精指的是性交时阴茎勃起正常,但性交后没有精液射出。

导致不射精的因素有很多,其中70%并不是疾病引起的,主要是由于心理情绪不佳、不良生活习惯、性刺激不够等原因引起,如频繁手淫,使射精中枢需在手淫的强烈刺激下才会兴奋等。但是,有30%是因为某些疾病引起的,如炎症或损伤引起的输精管、精囊、附睾等生殖道阻塞等。不射精的危害很大,可诱发阳痿、射精异常、无菌性前列腺炎、血精、频繁遗精等。

在临床上,前列腺炎等生殖系统炎症是导致精液量减少、不射精的主要原因,如果炎症得不到控制,病情会加重导致性功能完全丧失。所以，男性精液量减少或者不射精时要及时就医，找到原因，以免病情加重。

106．夫妻性生活时间越来越短是怎么回事？

为了能让夫妻生活和睦，双方都能得到满足，夫妻双方都想要延长夫妻性生活时间。但是，总会在门诊碰到一些男性抱怨夫妻性生活时间越来越短，这是什么原因呢？

引起夫妻性生活时间变短的原因很多，其中不免有生理原因，因为年龄增长，雄激素作用减低引起性功能减低。另外，心理因素包括工作压力大，过度疲劳引起精神紧张，也会使时间变短。但很多人不知道，有时候夫妻性生活时间变短是前列腺炎等疾病引起的。

前列腺炎不但影响着男性排尿问题，而且尿液的淤堵更是各种泌尿结石和炎症滋生的温床，部分患者因此尿中带血，甚至还有患者由此引发各种性功能障碍。前列腺炎已经成为男性健康的头号大敌，如果你有排尿频繁、尿等待、尿不出、尿痛、尿急、性功能异常时，就要警惕前列腺炎。

如果发现自己可能得了前列腺炎，切勿病急乱投医，应当到正规医院进行检查。如果诊断为前列腺炎，要在医生的指导下，系统治疗。前列腺炎患者的治疗主要分为三部分，一般以健康教育、心理和行为辅导等治疗为主。患者应戒酒，忌辛辣刺激食物；避免憋尿、久坐，注意保暖，加强体育锻炼；药物治疗在医生的指导下进行，不能盲目应用伟哥等"壮阳药"。另外，再配合前列腺按摩、温开水坐浴等物理治疗，会得到很好的效果。

107. 为什么不要盲目服用"伟哥"?

"伟哥"商品名叫万艾可,药品名叫西地那非,是目前药品市场上比较活跃的治疗勃起功能障碍药物。

伟哥治疗勃起功能障碍的原理,就是通过有效增加阴部内动脉的血液流量来实现的。伟哥的确是一项伟大的发明,对于年长的阳痿患者来说,确实可以延长他们的性寿命。但是药三分毒,它也有自己的毒副作用。由于伟哥是血管扩张药,所以长期服用的话,它在扩张阴茎血管的同时,也会顺便扩张身体其他组织的血管,日积月累,便会给人体血管带来很多危险因素。

(1) 昏晕 可能造成血压骤降,如同时服用硝酸甘油等药物,常会立即头昏甚至晕倒。

(2) 异常勃起 将伤及阴部肌肉组织,甚至加重阳痿。

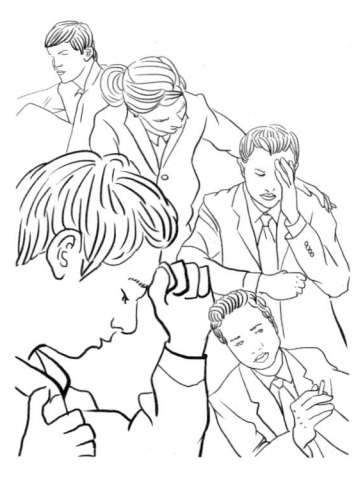

（3）掩盖心血管疾病　阳痿可能是心脏疾病、糖尿病或癌症的先兆，服用该药可能掩盖真正的病情。

（4）头痛　临床试验中发现，约有13%的人服药后出现头痛，且服用剂量越大愈烈。

（5）眼花　约有3%的服药者可发生短暂的视力模糊，有的还会出现看见蓝光的幻觉。

（6）永久性阳痿　长期服用伟哥可产生药物依赖性，甚至形成永久性阳痿。

（7）不育　美国一些专家认为，年轻人用伟哥可能会影响生殖能力。

（8）青光眼　眼科专家警告，服用伟哥可导致血压下降，但青光眼患者眼压较高，有3%～5%的人可能出现急性青光眼，可使人一夜失明，即使治好也不能恢复原来视力。

（9）血压降低　伟哥可引起血压降低，而硝酸甘油或硝酸酯等治疗心血管疾病的药物也会降低血压，故伟哥与这些药混用时血压会大大降低，有时可能危及生命。

也许正是因为它的副作用，所以它被列为处方药，必须在医生的指导下使用。

108．泌尿外科医生为啥总劝人多喝水？

泌尿外科医生最喜欢说的话就是"你要多喝水"，基本上所有泌尿外科的毛病，都会被建议多喝水。水对于人体非常重要，可以参与生命运动、排除有害毒素、帮助新陈代谢、维持有氧呼吸等。

（1）帮助消化　我们吃进嘴里的食物，经牙齿咀嚼和唾液润湿后，进入食管到肠胃，完成消化并被吸收的过程。这些环节都要水分来参与，加速体液对营养成分的溶解。

（2）排泄废物　食物的营养消化吸收后剩余的残渣废物，要通过出汗、呼吸及排泄的方式排出体外，这几种不同的排泄方式都需水分的帮助才能实现。

（3）润滑关节　人体关节之间需要有润滑液，来避免骨头之间的损坏性摩擦，而水则是关节润滑液的主要来源。

（4）平衡体温　当环境温度低于体温时，为了维持身体温度，保证正常生理活动，体内水分会因缩小的毛孔减少蒸发而保留在体内；环境温度高于体温，水分就会通过扩张的毛细血管呼吸孔排出体外，降低体温。身体通过水的流散保证生存功能。

（5）维护细胞　水能促进细胞新陈代谢，维持细胞的正常形态；保持皮肤的湿润和弹性。

（6）平衡血液　水能改善血液、组织液的循环，并有助于平衡血液的黏稠度和酸碱度。

对于泌尿系统而言，多喝水可以产生尿液，冲洗尿道，减少细菌滋生，并可以预防结石和促进排石，这也就是为什么泌尿科医生都会建议多饮水的缘故。

109．怎样理解喝水是一门学问？

既然多喝水对身体好，那么喝就是了，不过，如何喝水也是一门学问。

（1）每天应该喝多少水　人体一天所排出的尿量约有1500毫升，再加上从粪便、呼吸过程中排出或是从皮肤所蒸发的水,总共消耗水分大约是2500毫升,而人体每天能从食物中和体内新陈代谢中补充的水分只有1000毫升左右,因此正常人每天至少要喝1500毫升水,大约8杯。这些水仅仅能满足日常所需,很多时候如剧烈活动或大量出汗后更要多喝水,特别是含矿物质的水;生病时特别是发烧时更要多喝水,因为体温每升高1℃,新陈代谢就加快大约7%,也就是说比平时多需要7%的水分。

(2) 如何选择饮用水 首先建议喝白开水,它不含卡路里,不用消化就能为人体直接吸收利用,一般建议喝30℃以下的温开水最好,这样不会过于刺激肠胃道的蠕动,不易造成血管收缩。含糖饮料会减慢肠胃道吸收水分的速度,长期大量喝饮料,对人体的新陈代谢会产生一定不良影响。像橙汁、可乐等含糖饮料口感虽好,但不宜多喝,每天摄

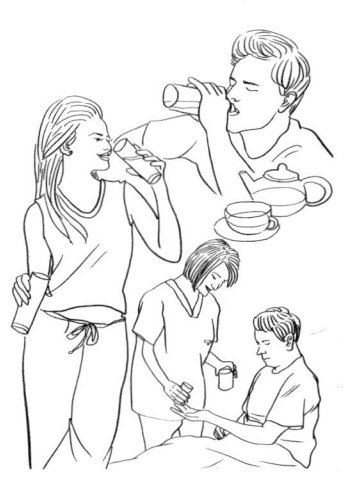

入量应控制在一杯左右，最多不要超过 200 毫升，而对于糖尿病人和比较肥胖的人来说，则最好不要喝饮料。茶和咖啡具有提神效果，喝茶宜喝淡茶，并且切忌酗咖啡，咖啡因会影响钙的吸收，让神经系统兴奋而造成失眠或神经紧张等。饮用矿泉水可以给身体补充部分矿物质，如锂、硒、偏硅酸等。

(3) 喝水时机的建议　起床后喝水，可补偿夜间水分的消耗，对预防高血压、脑溢血、脑血栓的形成也有一定的作用。三餐前约 1 小时空腹喝水，保证分泌必要的、足够的消化液，以促进食欲，帮助消化吸收。上午、下午工作间休息喝水，可以补充由于工作流汗及经尿排出的水分，而且体内囤积的废物也会因此顺利排出。下班时离开办公室前喝一杯水，能够增加饱足感。睡前 2～3 个小时饮水可以冲淡血液，加速血液循环，但可能会使夜尿增多。

综上所述，提醒各位读者要健康科学地饮水。

110. 反复发作前列腺炎怎么办？

前列腺炎不仅治疗十分困难，而且治愈后还容易复发，给患者造成极大的精神与心理负担。前列腺炎患者治愈后，并不表示由于感染所致的前列腺组织损伤已完全修复，在疾病恢复期的一段时间内，前列腺往往处在一种亚健康状态，比一般人群更容易再次感染病原体，而使前列腺炎的症状再度出现。其原因可能是与这类患者全身抵抗力降低、卫生状况较差、不良生活习惯、不洁性行为等因素有关。因此，造成他们患前列腺炎的某些易感因素若依然存在，则此时发生细菌或尿道正常菌群的感染或重新感染的概率较大。

尽量不要采用经验性长期抗菌药物预防。可采取的有效措施，包括改善饮食和不良生活习惯，多饮水多排尿，保持会阴部的清洁和干燥，避免过度劳累及过度寒冷，在无菌阴茎套保护下进行有规律的性生活或定期在性兴奋时排出精液，加强营养，改善机体的健康状况，适当的体育锻炼，增强机体的抵抗力等。这些措施不但可以帮助患者有效缓解生理与心理方面的症状，而且有助于预防细菌和病原微生物等的重新感染。

对慢性前列腺炎有一个正确的认识，保持良好的心态也很重要，不要把它的发生与复发当成沉重的思想包袱。在平常生活中，应该注意以下几点：

(1) 树立良好的心态，一旦患病切不可乱投医。

(2) 注意饮食结构、营养均衡，劳逸结合。

(3) 忌食一些带有刺激性的食物。

(4) 注意不能久坐、熬夜、酗酒、受寒、受凉，谨防感冒。

(5) 性生活应规律，尤其忌性交中断或频繁手淫。重视夫妇双方性生活卫生与清洁。

111. 性生活后疲劳如何恢复？

男人在性生活后常常会感到疲劳，如何从疲劳中恢复存在一些争议。很多人喜欢倒头大睡，以为这样就能够消除疲劳感。其实，事实正好相反。性生活后立刻睡觉，不仅会引起女方的不快,也会使得射精后的疲劳感持续到第二天。

通常,夫妻在过性生活时,从双方性兴奋开始到性高潮结束,正常情况下,持续时间是5～20分钟,也有比这更长的。在进行性生活时,人体交感神经处于高度紧张状态,各种激素尤其是性激素分泌旺盛。

这时,不仅双方性器官处于高度充血状态,而且从性兴奋期到高潮期,身体的许多组织也参与了这一特殊生理过程,如心跳加快、血压升高、呼吸加深加快、全身皮肤血管扩张、排汗增加等。因此,在这一过程中,机体的能量消耗明显增加,代谢增强。

性生活后之所以有疲劳感,大多是由于控制排出精液的脑脊髓在射精后反射功能一时松弛下来的结果。射精时神经兴奋紧张,射精后神经和脊髓反射神经松弛。

年轻人神经灵敏活跃,所以恢复得很快,有的甚至马上恢复。上了年纪的人,神经反应迟钝,恢复的时间相对较长,如果射精后马上入睡,引起疲劳的反射机能继续松弛,疲劳感就难以消失。

性交之后不马上睡觉,起身继续做一些日常生活中的事情,可以使因性交刺激而变得迟钝的反射神经顺利恢复。若是完事后立刻倒头大睡,睡眠的迟钝效应加上性交刺激的迟钝效应,会使疲劳一直持续到第二天,让你腰酸背痛。

所以,性交之后,切记不要立刻转身就睡;可看会儿电视,起身喝杯水,或和伴侣情话绵绵一段时间再睡,就不会让疲劳感持续到第二天。

112. 哪七个要素在危害前列腺？

前列腺一直是男人的"多事之地"，特别是中老年男性，总是因为前列腺炎而困扰，前列腺的"县官"不好当啊！然而，要想当好前列腺的"县官"必须牢记避免七个字：憋、冷、压、性、辣、烟、醉。

（1）憋　正常情况下，男性尿道的下段寄生细菌。排尿时，这些细菌会被冲刷掉，而经常憋尿易使细菌逆行到尿道，引发前列腺炎。

（2）冷　男人的睾丸害怕热，但前列腺恰恰相反，它怕冷。天气转凉，人体交感神经兴奋性增强，使前列腺腺体收缩，腺管和血管扩张，造成慢性充血，加重前列腺液的淤积。

（3）压　男人坐着时，身体很大一部分重量会"压"在

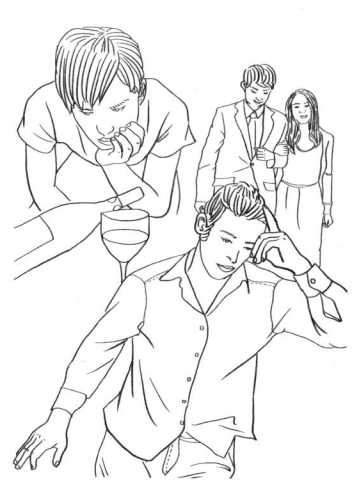

前列腺上，腺体充血使前列腺液的排泄变困难。尤其是久坐在软椅或沙发上，会使整个泌尿系统血液循环受阻，致使无菌性前列腺炎的发生或细菌性前列腺炎加重。

(4) 性　纵欲是前列腺的"大敌"。性生活过于频繁会导致前列腺过度充血，诱发前列腺炎。过度压抑性欲，则会使前列腺液大量囤积，诱发炎症。另外，射精前中断性交、体外排精，或频繁的自慰，都会使前列腺充血、肿胀，引起炎症。

(5) 辣　对前列腺炎患者来说，过度吃辣会刺激前列腺和尿道，可能诱发急性前列腺炎，或加重慢性前列腺炎症状。

(6) 烟　调查显示，吸烟者的前列腺疾病患病率比不吸烟者高1～2倍。这是因为，烟草中含有的各种化合物多达1200余种，其中绝大多数对人体有害，主要有尼古丁、氰化物和一氧化碳等。吸烟越多前列腺受危害越大。

(7) 醉　由于酒精的刺激，前列腺会发生局部毛细血管迅速扩张、充血。这时，"体态臃肿"的前列腺就会侵占尿道的空间，前列腺周围的神经也会受到压迫、牵制。前列腺在"醉酒"后需要经过3～5天才可恢复。

113. 为何要让阴囊透透气？

进入夏天，阴囊湿疹再次成为男人的大敌。

阴囊湿疹是湿疹中最常见的一种，一般局限在阴囊及周围。阴囊皮肤先是发红肿胀、有剧烈瘙痒，同时出现许多针头至米粒大小的皮疹水疱。如果看到类似症状，需要警惕了，你很可能已经得了阴囊湿疹。调查显示，

86%以上的男性不同程度患有阴囊湿疹。当出现阴囊湿疹(痒)时,阴囊的汗腺功能紊乱,不断地出汗,不仅使内裤粘到阴囊上,同时还散发着特殊的异味。而且,由于阴囊部分特殊,瘙痒难忍时在公共场所又不方便搔抓,隔着衣服挠几下既不解决问题又很尴尬,相当痛苦。得了阴囊湿疹如果没有及时治疗,真菌会扩散到腹股沟和大腿根部,会形成股癣,奇痒无比,让人坐立不安。此外,阴囊湿疹表面滋生的致病菌还会顺着尿道进入前列腺,造成前列腺炎反复发作。可见阴囊湿疹不能忽视,要提高警惕,严格预防。

之所以会出现阴囊湿疹,多是因为阴囊局部不通风、潮湿,阴囊的热量排不出去,特别是炎炎夏日,阴囊容易被汗水浸渍潮湿。潮湿的阴囊表面会滋生大量致病菌,从而引起阴囊湿疹。特别是体形肥胖、高热量饮食、性生活过频的人、久坐的学生、办公族和司机等,是阴囊湿疹的高发人群,需要格外注意以下几点:

(1)不要在高温潮湿的环境里长时间停留,尽量不要久坐开车、学习或者玩电脑。

(2)要保持内裤干燥、通风,不要穿化纤内裤。

(3)运动后要尽快洗澡更换衣物,尽量不要长时间骑车。

(4)不要穿厚而紧身的裤子,特别是牛仔裤。回家之后最好改穿宽松透气的平角短裤。

(5)不要趴着睡觉,以免挤压阴囊,有条件尽量裸睡。

(6)发现阴囊湿痒不要难为情,应尽快到正规医院就诊,不要相信虚假小广告。

(7) 得了阴囊湿疹不要搔抓,不能烫洗,尤其不能用肥皂水烫洗。

(8) 不吃辛辣等刺激性食物,合理均衡饮食。

为了避免阴囊湿疹的困扰,需要我们让阴囊多透透气。

114. 如何预防尿路感染?

尿路感染是由细菌(极少数可由真菌、原虫、病毒)直接侵袭所引起。根据感染部位不同,可分为肾盂肾炎、膀胱炎、尿道炎;根据有无尿路功能或器质上的异常,又有复杂性和非复杂性尿路感染之别;根据炎症的性质不同,又可分为急性和慢性尿路感染。

尿路感染给患者带来很多痛苦,尿频、尿急、尿痛,也可见到尿失禁和尿潴留。因此,预防尿路感染很重要。

(1) 应穿宽松、透气及吸湿性能良好的棉布内裤。因为紧身的、化纤质地内裤易因局部受刺激出现尿频、尿急、排尿不适等症状。

(2) 养成多喝水的良好习惯,每天至少喝1000毫升(约两大杯),保持每天尿量在1500~2000毫升,充分发挥水对尿道的"冲洗"作用,避免细菌在膀胱内停留、繁殖。

(3) 注意一有尿意就应排尿。一般以每2~3小时排尿一次为好,戒除不良的憋尿习惯。因为憋尿可使尿液在膀胱内停留的时间延长,有利于细菌生长繁殖。另外,也会使膀胱内压增加,细菌易于沿输尿管上行引起肾盂肾炎。

(4) 保持良好的卫生习惯,定时洗澡。洗澡时应采取淋浴，不用盆浴或池浴。每晚清洗会阴部，但避免使用肥皂。因为肥皂是碱性的，可改变阴道、尿道及其周围酸性环境，易导致尿路感染。

115. 难治性高血压为何需警惕嗜铬细胞瘤？

我们病房里有这样一个患者，男性，40多岁，平时常有头晕、头痛、胸闷、胸痛、心跳心慌、视觉模糊，到内科就诊，量血压200/110mmHg，开了4种降压药血压还是高，后来做了CT才发现，竟然是嗜铬细胞瘤。

嗜铬细胞瘤来源于肾上腺髓质在肾上腺的中间部位，髓质细胞的形态不一，由于在用含铬的液体处理髓质细胞时，发现这些细胞中的颗粒可着色，故称其为嗜铬细胞。嗜铬细胞发生肿瘤时，瘤体内储有大量的肾上腺素和去甲肾上腺素，这些都是有强大升压作用的激素。在平时不易被患者自己或别人察觉，可是一旦遇到某种刺激，瘤体释放出相当量的儿茶酚胺，患者就会突然血压升高、心律紊乱，遇到爆发性的打击，甚至是致命的打击。

嗜铬细胞瘤如此危险，因此临床上也十分警惕。据文献统计报告，凡有典型发作症状腹部肿块、高血压、糖尿病、基础代谢增高等五者之二，应疑有嗜铬细胞瘤的存在，五者居三则高度怀疑，居四则可确诊无疑。

嗜铬细胞瘤宜行微创手术切除，因其多为良性肿瘤，绝大多数术后效果良好。但手术和麻醉的危险性较大，尤其是大的肿瘤，血管丰富，又紧贴周围大血管，容易出血；肿瘤内含大量儿茶酚胺，容易被挤压释放入血，引起患者血压剧升和心跳骤停。为了提高手术的安全性，要求充分做好术前准备和术后护理。

别看仅仅是高血压，也会有这么大危险，如果有类似症状一定要警惕。

116．反复血尿要警惕什么？

膀胱肿瘤是泌尿外科最常见的肿瘤之一，在国内，膀胱肿瘤的发病率在男性泌尿生殖系统肿瘤中占首位，近年且有增加之势。该病好发于50岁以上中老年人，男性多于女性。膀胱肿瘤能否早期确诊对病人的预后至关重要。那么，怎样才能早期发现和确诊膀胱肿瘤呢？

反复无痛性血尿是膀胱肿瘤的明显信号。在无痛性血尿的患者中，膀胱肿瘤几乎占50%。血尿多是由于肿瘤破溃出血所致，其出血量和肿瘤大小、数目、恶性程度并不完全一致。与其他疾患所致的血尿相比，膀胱肿瘤的血尿有两个特点：一是无痛性，即在发生血尿时，患者无任何疼痛及其他不适症状，医学称为无痛性血尿。这与结石有血尿时多伴有肾、输尿管疼痛不同，也与泌尿系统感染所致的血尿多伴尿频、尿急、尿痛不一样。但若肿瘤坏死、溃疡和合并感染时，可出现尿频、尿急、尿痛等膀胱刺激症状。二是间歇性反复出现，即血尿间歇出现，可自行停止或减轻，两次血尿可间隔数天或数月，甚至半年，容易造成血尿已"治愈"或"好转"的错觉，误认为疾病消失而不及时地进一步检查。因此，一旦出现血尿，应采取及时检查，以确保早期做出诊断，及早进行治疗。

40岁以上的中老年人平时身体一向健康,一旦有莫名其妙的解血性小便,不痛不痒,呈无痛性血尿,都应想到泌尿系统肿瘤的可能,而首先要警惕的是膀胱肿瘤。应及时到医院进行检查,做到早期发现、早期治疗。

117. 男性如何预防肾脏疾病?

肾脏是人体的重要排泄器官,其主要功能是过滤形成尿并排出代谢废物,调节体内的电解质和酸碱平衡。因此,肾脏的健康与我们人体的健康是息息相关的。怎样才能在日常生活中预防肾脏疾病的发生呢?

(1)当你有炎症的时候,医生都会根据你的病情来选择消炎药的种类和剂量,不要擅自改药或者是觉得药效不够,擅自加大药量,因为有不少消炎药对于肾脏是有一定的毒

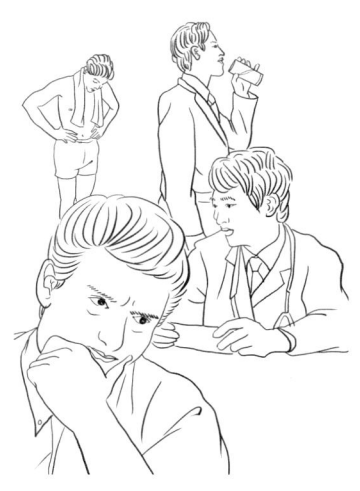

害作用的,因此要严格遵照医嘱来服药。

(2) 每天要喝适量的水,水进入体内能稀释尿液,防止尿结石的产生,或者是将直径较小的尿结石冲出体外。

(3) 人有三急,无论哪一急都应该马上解决,除非有很特殊的原因,否则千万不能憋着。憋尿的后果就是尿液中滋生的细菌会感染泌尿系统甚至是肾脏,引起炎症。

人体的很多疾病之间有着千丝万缕的联系,就像肾脏疾病往往跟高血压联系在一起,不少糖尿病患者同时也会有肾脏的损害。因此,要想保护好肾脏,就要积极治疗其他疾病,减轻对肾脏的伤害。

如果你还年轻,也请千万不要忽视对尿液的常规检查,单位有体检的话最好,没有体检,自己也要尽量每年对尿液进行一次检查,这样一来如果肾脏有问题,也能够在第一时间被发觉,从而得以进行最早的治疗。

六、老年篇

男性健康百问

118. 为什么会"前列腺肥大"?

当男人过了 50 岁,"下水道"就开始"生锈",不是滴滴答答就是没完没了,给生活带来了很多不便。去看医生,往往会建议做泌尿系统 B 超或者肛门指诊,通常看到诊断结果上会写着前列腺肥大。前列腺肥大是老百姓的叫法,医学上通常称之为前列腺增生。

前列腺增生是老年男性常见疾病,常见到什么程度,过了 60 岁,一半人都有这个毛病。不管是小便线条细或者滴沥,排尿要等、要用力、次数多,想尿却尿不出,甚至憋得痛了还尿不出,都是前列腺增生的表现,随便摊上哪一项都够你受的。

你要问了,这年轻时候前列腺还好好的,为什么岁数一大就闹毛病啊?

前列腺增生的发病通常要具备两个条件:一个是年龄,一个是睾丸功能正常。科学家发现,我国古代的太监就不会前列腺增生。难道男人过了 50 岁都要练"葵花宝典"才能幸免么?当然不是。睾丸的功能是产生雄性激素,于是科学家通过这个线索最终发现雄激素对前列腺增生起到重要作用。当然,这也不是唯一的原因,其他包括人体免疫、遗传、炎性刺激等因素也会使前列腺体积增大。

我们不能阻止衰老,那么就只能从其他因素上想办法,最常用的抑制前列腺增生的药物是非那雄胺,雄激素拮抗剂中的一种,因为它属于专门针对刺激前列腺生长的那种雄激素,因此副作用相对较小,容易被患者接受。当然,其他包括中医治疗,健康的生活习惯包括适当运动、多喝水、少憋尿也可能延缓前列腺增生。同时,因为病程进展慢，所以早期发现早期治疗就显得尤为重要，这就建议我们要定期体检，遇到上述症状要及时到正规医院就诊，不要轻易相信网上的野广告！

所以说，当好前列腺的"县官"不是件轻松事，任重道远。

119. 老年男性晚上小便会越来越多是怎么回事？

这个问题在门诊经常遇到，特别是七八十岁的老大爷，有的晚上要起来五六次，刚睡下就被憋醒了，不尿不仅憋得难受，甚至出现急性尿潴留。另外，起来尿折腾是小，不小心会发生跌倒摔伤等意外。来来回回好几次，天也亮了，觉也没怎么睡，直接影响白天的日常生活，还可能连累家人。

由于这种情况严重影响老年男性的生活质量，近年来也受到专家学者的重视，并在2002年正式提出了夜尿症的

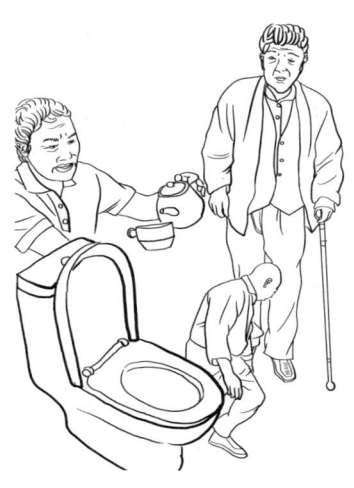

概念。夜间入睡后到隔天起床前排尿叫夜尿,而每晚夜尿等于或超过 2 次叫夜尿症。

那么,为什么老年男性夜尿会增多呢?原因就太多了。

从生活习惯上讲,老人通常喜欢喝茶,特别是浓茶,睡前喝水导致尿多,喝了浓茶又睡不着觉,就会不自觉想小便,因此,健康的老大爷也可能有夜尿症,如果老大爷有糖尿病、尿崩症、服用利尿剂,尿本来就比常人多,夜尿多就不奇怪了;而慢性心衰的患者(突出特点是脚肿),晚上躺下后积在腿和脚上的水就会回到血液中,最后随尿排出,夜尿往往比白天还多。还有一些老大爷睡眠不好,比如患有焦虑症、睡眠呼吸暂停、原发性睡眠障碍等,也会引起夜尿增多。最头疼的还是泌尿系统疾病的患者,如前列腺增生、神经源性膀胱等疾病会使老人排尿排不净,就是专业上讲的有残余尿,不一会儿膀胱又满了。膀胱过度活动症会让老大爷总想小便,存不住尿;还有前列腺炎、膀胱结石等,都会引起膀胱有效容量减少,最终导致夜尿症。

因为夜尿症的病因不同,治疗方法也不一样。总的来说就是病因治疗为主,症状治疗为辅,适当改变生活习惯,生活质量就会显著改善。

所以,晚上小便多了也要重视起来,要早就医,早治疗,爱惜自己,也是爱惜家人。

120. 年纪大了为什么小便速度会变慢?

经常看到这样一幅漫画,祖孙三代人一起小便,孙子边吹口哨边小便,尿线又粗又远;爸爸面带微笑,尿线稍细但也成线；只有爷爷急得满头大汗，就是尿不出，好不容易才挤出几滴。其实这就是我们男同胞人生三个阶段排尿的真实体现，那么，为什么年纪大了小便就会变慢呢？

小便变慢用医学术语称作尿流率减低。尿流率是记录排尿时每秒排出的尿量，单位是毫升／秒。一般使用最大尿流率作为衡量标准，当患者排尿超过 150 毫升时，最大尿流率低于 15 毫升／秒，我们认为其尿流率减低。引起这种症状的原因主要有两种：下尿路梗阻和逼尿肌收缩乏力，而年龄大了经常出现这两种情况，特别是下尿路梗阻最常见。把小便比作开车，车开不快的原因可能是路不通，还可能是发动机出了故障。因为两种病因及治疗方法截然不同，所以必须明确诊断尿流率减低的原因。条件允许的话建议做尿动力学检查，如果医疗设施不完善也可以做膀胱镜检查。

下尿路梗阻引起的小便变慢，治疗办法就是把路打通，前列腺增生就缩小前列腺，膀胱结石就碎石取石；肿瘤压迫就治疗肿瘤，尿道狭窄就扩张尿道。逼尿肌收缩乏力引起小便慢，要增强逼尿肌收缩，多用药物和电刺激治疗。如果治疗无效，长期插导尿管会成为一种无奈而有效的办法。

千万不能忽视小便变慢，这仅仅是初始症状，随着病情加重，会逐渐演变成小便排不净即尿潴留，导致各种泌尿系统疾病，甚至引起肾功能衰竭和感染性休克而危及生命。所以，小便变慢了要及时就医，防患于未然。

121. 排尿中断提示什么疾病？

排尿中断又称"尿流中断"，是指在排尿过程中尿流突然中断。最常见的原因是老年男性的"前列腺增生",患者必须通过增加腹压来排尿,严重时需要分几次再吸一口气才能继续排尿。

前列腺增生是中老年人的多发疾病,可导致排尿不畅、夜间尿频、尿急等现象。临床上,前列腺增生患者排尿困难的发生是渐进性的,起初并不为老年人所注意。最初表现为有尿意时,尿液不能立即排出,常需待上数秒钟甚至数分钟才能排出尿液,这种现象又称为"排尿踌躇"。当感到有尿意时,要站在厕所里等好一会儿,小便才"姗姗"而来。前列腺增生严重时,尿液里的结晶体容易凝集形成膀胱结石,造成排尿突然中断,老年人排尿中断和出现膀胱结石是前列腺增生的强烈"信号"。

当然,排尿中断也见于一些其他疾病:①尿道狭窄的患者也会出现排尿困难、尿线变细、排尿中断,出现排尿

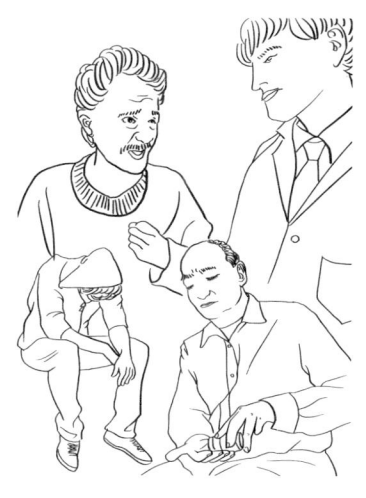

中断的机理与前列腺增生患者类似，也是基于下尿路的梗阻。②神经原性膀胱患者也会出现排尿中断，但机理与前列腺增生、尿道狭窄患者不同。控制排尿的中枢神经或周围神经受到损害之后引起的排尿功能障碍，称为神经原性膀胱功能障碍，也称神经原性膀胱。其中一类患者表现为逼尿肌无反射，常见的症状是排尿困难，有时可发生尿潴留，充盈性尿失禁及压力性尿失禁，尿意等感觉显著减退或完全丧失。其膀胱容量及残余尿量一般较逼尿肌反射亢进患者为大。这类患者通常会出现排尿中断。

排尿中断原因众多，需要根据不同年龄、不同临床表现区分，因此一旦出现排尿中断应及时就诊明确原因，及时治疗。

122. 如何能早期发现前列腺癌？

随着居民生活水平的提高、医疗检测技术的不断进步，前列腺癌的发病率正呈现逐年上升的趋势，已经成为泌尿系统第二位常见的恶性肿瘤，成为影响我国50岁以上男性健康水平和预期寿命的重要原因。前列腺癌的发病原因目前尚不明确，没有较好的预防前列腺癌的措施；对于前列腺癌我们所能做到的就是早期发现，早期治疗。但是，前列腺癌起源于前列腺周边带，起病隐匿，生长缓慢，早期前列腺癌可无任何症状，很大部分前列腺癌患者在就诊时就已经是晚期，因此，早期发现前列腺癌更成为重中之重。

前列腺癌早期症状可与前列腺增生相似，肿瘤局部进行性增大，压迫其包绕的前列腺部尿道，引起患者进行性排尿困难以及尿频、尿急、排尿不畅、夜尿增多等症状；晚期前列腺癌可出现疲劳、体重减轻、全身疼痛等症状；前列腺癌最常见转移至骨，包括脊柱、髋骨、肋骨和肩胛骨，引起转移性骨痛。

如何能早期发现前列腺癌？首先，老年男性一定要思想上重视前列腺癌，切勿忽视，当出现排尿异常症状时，不要认为是前列腺增生，而延误疾病的早期诊断及早期治疗。其次，50岁以上男性要定期体检，主要是肛指检查及前列腺特异性抗原检测，当发现异常时，一定要在医生的指导下进一步检查。

前列腺癌并不致命，只有当它发生远处转移时，才会产生严重的影响。只要我们从思想上重视它，就一定能战胜它。

123. 憋尿有哪些危害？

麻将场上，四个老人家在辛苦地"奋斗中"。1个小时、2个小时、3个小时……还是没人去过厕所。5个小时过去了，终于有位老人家去厕所了，但却总是小不出来。无奈，只能拨打120送至医院进一步治疗。

膀胱是我们身体里储存尿液和排泄尿液的器官，一般300毫升左右就会产生尿感，提示我们需要排尿。但因为各种原因，我们常常会憋尿，长期这样，将会产生极大的危害。

（1）长期憋尿会损伤膀胱的憋尿肌。憋尿就相当于给膀胱增加负荷，短期的负荷膀胱通过自身代偿往往能得到恢复，但长期憋尿，会严重损害膀胱肌肉功能，当膀胱功能完全受损时就会出现尿失禁。这就像气球一样，当我们将它吹大后立即放开，气球会缩小至原样，但如果我们将充满气的气球放置一段候后，气球就很难恢复至原样。

(2) 憋尿的膀胱会压迫周围的组织。男性主要为前列腺，影响前列腺的血液循环，导致前列腺充血水肿，严重时会压迫尿道，引起尿潴留。这就是为什么我们开始时候提到的老人小便小不出来的原因。

(3) 长期憋尿会导致细菌大量繁殖，进一步刺激膀胱黏膜使黏膜抵抗力下降，诱发感染，出现尿频、尿急、尿不尽的感觉。细菌进一步上移还可引起肾盂肾炎。尿路感染还容易诱发尿路结石的形成。

124．引起夜尿增多的原因有哪些？

"小儿觉多、老人尿多"，老年人夜尿多是越来越明显的状况，每夜起床一般在2次以上，严重影响睡眠。大部分老年人不认为这是病，可事实上这并不是正常的生理现象，有很多疾病可以导致夜尿增多，如果不重视还会加重病情。

引起夜尿增多的原因有很多种：①生理性因素：晚餐喝过多汤、稀粥，或临睡前大量饮水，习饮浓茶、咖啡等，均可引起夜尿增多。②精神性因素：由于精神紧张、失眠和神经质导致夜尿频率增加，形成习惯性夜尿。③肾性：老年人肾浓缩功能明显减退，常出现夜尿增多；特别是伴有高血压、动脉硬化、肾功能不全等疾病的老年人，由于肾动脉硬化，肾脏血液供应不足，更使得肾脏浓缩功能逐渐减退，尿量增多，尤以夜尿量增多最为突出。值得注意的是，夜尿增多常为肾功能减退的最早期症状。④老年人膀胱逼尿肌萎缩，导致收缩力下降出现残余尿，使得膀胱实际容量变小，夜间排尿次数增多。⑤泌尿生殖道疾病：

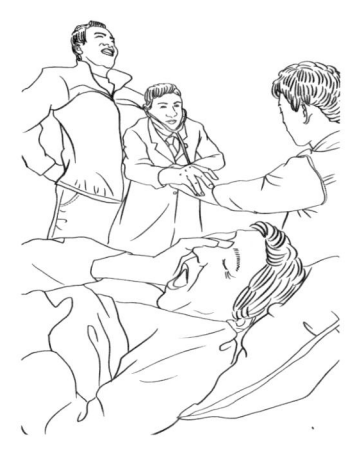

老年男性因前列腺增生肥大,压迫刺激膀胱颈部,使膀胱收缩,从而出现尿频,尤其以夜间排尿次数增多最明显。⑥内分泌和心血管疾病:糖尿病、尿崩症、心功能不全等也会引起夜尿增多。另外,最近还有学者认为夜尿多与老年人抗利尿激素分泌减少及缺乏昼夜规律性有密切关联。

因为不断地起夜严重影响老年人睡眠质量,继而影响第二天的精神,甚至造成人身危害,所以,各位老年男性朋友出现夜尿增多后,应及时就医,及早解除夜尿的困扰。

125.为什么阴囊皮肤颜色变了?

很多老年患者出现阴囊瘙痒的情况,阴囊周围的皮肤颜色逐渐变深、变厚,甚至突出皮肤表面,这就是我们临床上常见的阴囊湿疹。很多患者不知道,在阴囊湿疹当中还隐藏着一种可怕的疾病,虽然类似湿疹,但却是一种恶性肿瘤，这就是临床上常说的阴囊 Paget 病。

阴囊 Paget 病又称阴囊湿疹样癌，是一种少见的恶性肿瘤，易被误诊为湿疹、皮炎或股癣。一般多在 50～60 岁以后发病。肿瘤的恶性程度较低，所以病程进展相对较慢。起初 Paget 病表现为局部皮肤瘙痒、糜烂、渗液、结痂，脱痂后仍有糜烂渗液，后皮损范围逐渐扩大。当病情进一步发展腹股沟淋巴结会肿大，发展到晚期甚至会引起双下肢肿胀。

如果发现阴囊皮肤出现湿疹，而且多次就诊后仍无好转，就要警惕阴囊 Paget 病了，有条件的话取活检做病理检查，再进行盆腔 CT 检查，看看有无肿大的淋巴结，就可以明确诊断了。如果一旦确诊，要尽快到医院做手术，不仅要切掉整个病灶，还要扩大一定的范围，如果有淋巴结肿大者要进行淋巴结活检，若活检结果为阳性要清扫淋巴结。

可见阴囊皮肤颜色变了不能忽视，要提高警惕，以防被 Paget 病钻了空子。

126. 尿频、尿急、尿痛怎么办？

人老了，小便就常出问题，其中尿频、尿急、尿痛很常见。反复发作很痛苦，有些老人甚至因为害怕小便而不敢喝水。那到底是什么原因引起的尿频、尿急、尿痛呢？答案很简单，尿路感染了。

进入老年期后，患尿路感染的机会就不断增加。70 岁以上尿路感染发病率高达 33.3%，80 岁以上的老人可高达 50%。老年人一旦患有尿路感染，往往缠绵不去，不易治愈，严重者还可引起肾功能衰竭、尿毒症等严重后果。

老年尿路感染产生原因主要是因为机体防御功能逐渐衰弱，而年轻人的尿路对外来细菌等的入侵有较好的防御能力。对于老年人来说，尿路的防御机制发生了变化。如果患有糖尿病、泌尿系结石、前列腺增生等疾病，就更容易患尿路感染了。另外，有些老年无法照顾好个人卫生，有些则无法按照医生的指导进行治疗，都加大了尿路感染反复发作的可能性。

所以，在日常生活中，应当尽量做到生活有规律，适当锻炼身体。平时要多喝水，以增加尿量。洗澡应采取淋浴，或每晚坚持清洗会阴部，必要时用一些高锰酸钾清洗或坐浴，每天更换内裤。毛巾及内裤最好用沸水蒸煮消毒。同房后应排尿一次，以排出尿道内的细菌。饮食宜清淡，平时应该多吃新鲜瓜果、蔬菜等。如果出现了症状不要乱投医，要到正规医院就诊，抗感染同时做细菌培养，有针对性的治疗才最有效。

127. 憋小便会憋出小肠气吗？

随着年龄增长，有很多老年人小便越来越费力。每次小便都要满头大汗，非常痛苦。其实用力小便的危害很大，而且往往被我们忽视。很多老年人得小肠气就是小便太费力引起的。

小肠气学名叫腹股沟疝，以直疝、斜疝、股疝常见，80%～90%发生于男性，特别是老年男性。疝气的形成和患者的体质有着很大的关系，多是由于咳嗽、喷嚏、用力排大小便等原因，导致腹腔内气压增大，迫使腹腔内的肠管见孔就钻，通过腹股沟这个相对薄弱区域突出体外，形成疝气。有的疝气会顺着腹股沟一直掉进阴囊里，常会和其他疾病混淆。

因为肠道突出体外，所以患者除了会有坠胀感和牵扯痛等不适外，还会引起肠道不通畅。突出的肠管体积过大会嵌顿在腹股沟，如果不予及时恢复会引起肠梗阻、肠坏死，甚至有生命危险。因此，得了小肠气千万要当心，要尽早就诊。

临床上一般选择手术治疗小肠气，正规的无张力疝修补术术后复发率已不到1%。但这个手术并不能达到标本兼治。哪怕一侧做了手术，另一侧也有可能复发。所以，治疗疝气的同时还要纠正引起疝气的病根。既然小便费力引起小肠气，就要同时看泌尿科医生治疗小便费力。只有这样才能解决根本问题，让你轻松小便，远离疝气。

128. 尿路通畅有什么意义？

人们常用"流水不腐，户枢不蠹"来比喻运动对健康的作用。泌尿科医生大多都认同这句话。流水不腐，换句话说就是水不流则腐，水流不起来即是积水，积在肾里就成了肾积水，积在膀胱里就是尿潴留。腐是变质的意思，放在人身上就是长细菌，就是感染。事实上很多泌尿系统的感染都是积水引起的。也许正是受了这句话的启发，泌尿科医生通过让患者的积水流起来，治好了患者的病。

泌尿系统其实就是人体的"下水道"。人体吸收食物产生的肥料，正是通过尿排出体外的，同时，尿还可以冲洗尿路的细菌，保护人体不受危害。正常的泌尿系统是通畅的，但是随着年龄增长，这个管道的一些部分会出现梗阻。梗阻位置可能在肾脏内、肾盂输尿管连接部、输尿管本身、输尿管膀胱连接部、膀胱颈或尿道。泌尿系统的各种疾病以及邻近尿路其他脏器的病变，都可在尿路的不同部位造成梗阻。短期的梗阻不仅会造成尿路感染，造成尿频、尿急、尿痛，严重的感染还会引起全身的症状：高热、寒颤，甚至是休克。如果梗阻时间久了，泌尿系统的排泄功能就会受影响，毒素排不出去，最后形成尿毒症，只能通过透析来排毒，可见"水"流不起来着实是个大问题。

既然是尿路梗阻引起"水"流不起来最终导致尿路感染，那么治疗上就要想办法让尿路通畅，解除梗阻，并应用抗生素配合治疗；平日里再多喝水，让水多流动，尿路感染的麻烦就迎刃而解了。

129. 如何应对残余小便？

很多老年人每次小便完总感觉尿没排净，不一会又想小便。这时就要当心了，因为很可能是出现了残余小便，也就是慢性尿潴留。

尿潴留通常指膀胱内积有大量尿液而不能排出。急性尿潴留是指急性发生的膀胱胀满而无法排尿，常伴随由于明显尿意而引起的疼痛和焦虑，严重影响患者的生活质量。慢性尿潴留是指长期不能将膀胱内尿排尽，表现为尿频、尿不尽，下腹胀满不适，严重者甚至出现充溢性尿失禁。临床上通过排尿前后的超声检查来诊断尿潴留。

引起尿潴留的原因很多，一般可分为阻塞性和非阻塞性两类。阻塞性尿潴留的病因有前列腺增生、尿道狭窄、膀胱或尿道结石、肿瘤等疾病，阻塞了膀胱颈或尿道而发生尿潴留。非阻塞性尿潴留即膀胱和尿道并无器质性病变，尿潴留是由神经或肌源性因素导致排尿功能障碍引起的。例如，脑肿瘤、脑外伤、脊髓肿瘤、脊髓损伤、周围神经疾病以及手术和麻醉等，均可引起尿潴留。

根据病因的不同，治疗尿潴留的办法也不一样。如果是阻塞引起尿潴留，治疗办法通常是解除梗阻，主要通过服用药物和手术；而非阻塞性尿潴留多是采用保守治疗。如果治疗效果不明显或者无法耐受手术，可以通过留置导尿来排净小便，但这种办法会给患者生活带来很多不便。

130．控制不住小便怎么办？

小便不好一直是老年人头疼的问题，小便困难头疼，控制不住小便更头疼。控制不住小便正是临床上常说的尿失禁。

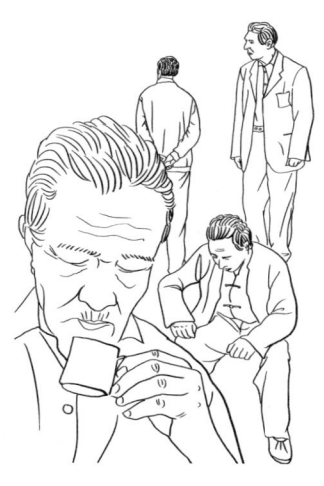

尿失禁是指尿液不自主地流出。最常见的为压力性和急迫性，压力性尿失禁是当腹压增加时（如咳嗽、打喷嚏、上楼梯或跑步时）即有尿液自尿道流出。很多老年男性会有尿频、尿急，想小便时还没来得及脱裤子尿就流出来了，这就是急迫性尿失禁。此外还有一种情况，有些老年人因为尿路梗阻，有大量残余尿，膀胱壁内压力增高而扩张、变薄、无力，随着病情加重残余尿量增多，最终导致漏尿，临床上成为充盈性尿失禁或假性尿失禁。

尿失禁的危害很大，严重影响患者的日常生活和社交，严重的尿失禁患者不得不用尿布来减轻尿失禁对生活的影响，无形中增加了经济负担。

压力性尿失禁在男性中很少见，这里就不详细介绍了。急迫性尿失禁通常采取循序渐进的治疗原则。急迫性尿失禁有时为中枢或外周神经系统疾病所致，因此以治疗原发疾病为先，辅以对症的药物治疗，并养成"时钟定时"的排尿习惯，每周逐渐延长排尿间隔5～10分钟，每周进行一次排尿日记随访，即"膀胱训练"。近年来有研究发现电刺激治疗对急迫性尿失禁也很有效。而充盈性尿失禁的治疗主要以解除梗阻、减少残余尿为主要方法。如果治疗效果不佳，可采用留置导尿的方法解决漏尿问题。

131. 小便分叉了怎么办？

有些老年人小便会分叉，有时会尿到裤子上，有时则尿到马桶外面，常常令他们很苦恼。

如果只是偶发性或一时性小便分叉这大多与疾病无关。

小便分叉主要是由于前尿道或尿道开口处临时有阻塞，常常是生理性因素引起的，比如因为尿积存于膀胱内一整夜，膀胱内压力大，尿排出时力量大，使尿道口形态暂时改变所致。若是经常或长期排尿分叉，可能与泌尿生殖系统疾病相关，如尿道炎、前列腺炎、尿道结石等。此时，由于尿道充血、肿胀、分泌物增多，尿液流动会受到影响。慢性炎症则会形成瘢痕，使排尿不畅。这类疾病除了有尿线分叉外，还常常伴有尿频、尿急、尿痛等症状。此外，尿道有结石，或包皮过长、包茎，也会造成尿道外口部分狭窄。

如果发现长期排尿分叉，首先要去看泌尿外科医生，最好能做个尿流率检查，看看是不是有异常，如果有异常要先治疗原发病。此外，要增强信心，消除思想顾虑，节制性欲。宜忌酒及刺激性食物，热水坐浴每晚一次，局部理疗，改变生活中明显的诱发因素如避免长时间骑车等。还可以定期到医院进行前列腺按摩，可促使前列腺炎性分泌物的排泄，每周一次，同时还可进行前列腺液的常规检查，以评价治疗效果。

132. 年纪大了为什么胡子会变少？

长胡子是男人的标志，但年纪大了，胡子会越来越稀少。男性之所以长胡子，是因为男性体内合成大量雄性激素，但是随着年龄增长，男性的雄性激素会逐渐下降，这也就是所谓的男性更年期。

据统计，有40%的男性在50～70岁期间，会出现不同程度的更年期症状。雄性激素活力的下降，会给男性的生理和心理带来一系列影响，除了毛发脱落、体能下降等生理状况外,还会出现潮热、抑郁、烦躁不安等症状,**以及注意力减退、焦虑、爱发脾气等精神心理症状**。

其实男性更年期是由中年步入老年的过渡阶段,几乎所有男性都会受其影响。只是有的人感受轻微,甚至没有什么明显的感觉就平稳度过了。有不少男性缺乏认识,**误当做其他疾病进行治疗**。

对于进入更年期的男性,应当坚持锻炼身体,**保持内分泌的正常**。此外,增加社会交往,培养一些能陶冶情操的兴趣爱好,不要整天"宅"在屋里看电视或打牌。如果发现家人出现这样的变化,应当体谅,采取委婉的方式劝其到正规医院接受检查和治疗。

50岁以后的男性,应定期去医院检测体内睾酮水平,如果体内睾酮水平低于标准值,就应当在医生的指导下,

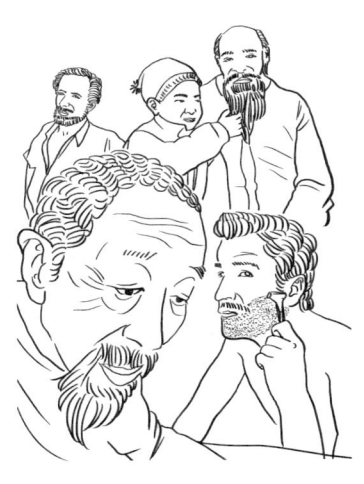

采取积极、专业的治疗措施,做到尽早发现,正确诊治。进入"男性更年期"的男性则应补充睾酮,可以在一定程度上缓解更年期症状,恢复"男人本色"。

133. 老年人可以有性生活吗?

很多老年人询问年龄大了,还应不应该过性生活。衰老所伴发的性欲和性功能减退已是公认的事实。但是,据调查显示,对性生活有兴趣的老人,在60岁人群中占到70%。

老年人的健康不仅指身体无疾病,还包括健康的心理及和谐的性生活。正常和规律的性爱对老年人非常有益,值得鼓励。首先,性生活中,大脑发挥着极大的作用。坚持适度性爱,对老年人保持大脑敏感度、提升反应速度都有一定好处。

其次,正像身体锻炼对性生活的改善大有益处一样,性生活的良好状态也是身体健康的绝好增强剂。性爱过程

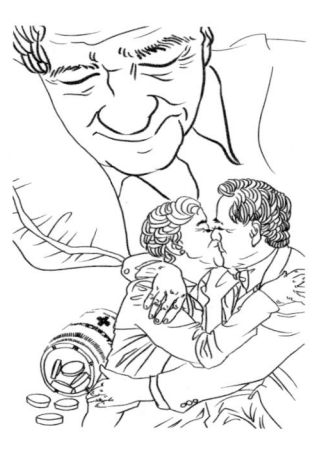

中的体力消耗和运动,可以锻炼全身各个系统的功能,增强抗体的水平,缓和有害的紧张状态。虽然性爱未必是世界上最好的健身方式,但肯定是最愉快的一种。而且保持一定频率的性生活,是维系老年夫妻感情的重要手段。

维持每2个月一次性生活,对大多数老人来说都是可以实现的。用进废退,坚持不断,持之以恒非常重要,否则"情绪"和"性趣"也会随之而去。

需要提醒的是,极个别老年人的性能力不但不降低,反倒有些亢奋,此时就要去医院就诊。因为有些疾病,如内分泌异常、肿瘤等,以及某些药物,都会造成性欲亢进。时间久了,还可能会对身体造成损害。

134. 老年人适合哪些运动?

从生理的角度看,人到60岁以后,全身各组织、器官的功能出现明显的衰退,其中呼吸功能下降最快,同时运动器官也发生一系列的退行性变化,如肌肉萎缩、兴奋性降低、速度减慢、骨质松脆等。科学合理地运动,避免运动性损伤的发生,不但可以使老年人更好地从运动中受益,同时能减少运动损伤给老年人带来的痛苦。那么老年人适合哪些运动?

老年人锻炼身体时,要注意选择适当的运动项目。应选择各关节、各肌肉都能活动的全身项目,动作要有节奏而缓慢,不宜做强度过大、速度过快的剧烈运动。

(1) 步行 是最适合老年人的运动,经常步行锻炼,能调节各器官功能,增强腰腿肌力。

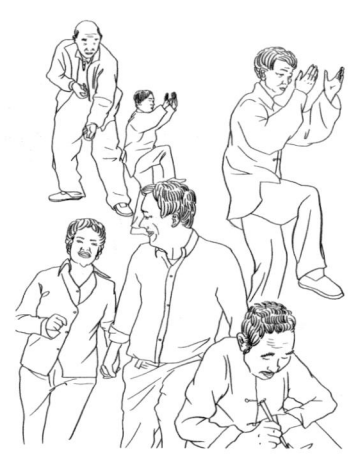

(2) 体操　方法很多，如广播操、保健操、医疗体操。

(3) 自我按摩　一般手法有推、擦、揉、捏、掐、点、拿、搓等，可以促进血液循环，改善代谢功能。

(4) 慢跑　一次不超过 30 分钟。

(5) 太极拳、气功、理疗　适合年高体弱者，高血压、冠心病患者。

锻炼要循序渐进，运动强度及量要适当。如果运动时感到发热、微汗，运动后轻松、舒畅，说明运动适当。运动时出现头昏、胸闷、心悸，运动后食欲减退、睡眠不好、明显疲劳，说明运动量过大，需及时调整运动量。因此，老人运动五戒非常恰当，即戒负重练习，戒屏气使劲，戒急于求成，戒头部位置变换，戒激烈竞赛。希望老年人能通过运动展现出自己独有的活力。